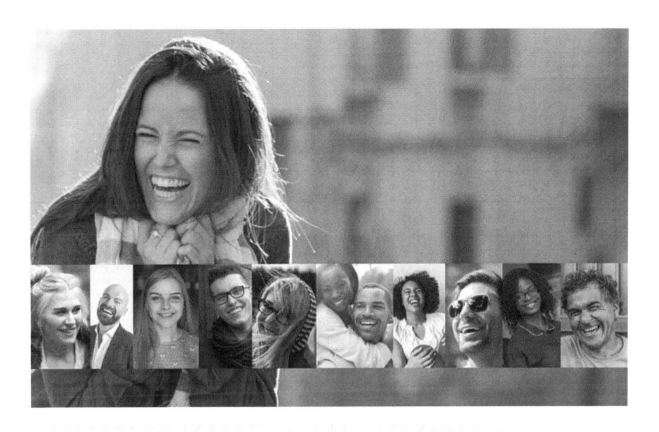

120 Jahre Stark und Fit

Die Macht der Veganen Ernährung NEU 2023

120 schnelle und einfache Rezepte für ein langes LEBEN

YOUNG HOT KITCHEN TEAM

Sonderausgabe mit

BONUSREZEPTTAGEBUCH

Inhalt

Wie ist es möglich in der heutigen Zeit 120 Jahre zu werden 6

Welche Vitamine sind sehr wichtig um 120 Jahre zu werden 8

Warum ist das Schwimmen so wichtig als Sport 10

Warum leben Veganer viel länger? 12

Wo ist am meisten Omega 3 drin 14

Wie kann ich als Veganer zu Muskeln kommen 16

Welches Lebensmittel ist das beste für einen schnellen Muskelaufbau 18

YOUNG HOT KITCHEN TEAM – Wer wir sind 20

Veganes Leben vom Young Kitchen Team 22

Warum veganes Kochen für VEGANER wichtig ist 24

Tipps für eine ausgewogene vegane Ernährung für VEGANER 26

Küchengeräte und -utensilien für VEGANER 28

Frühstücksklassiker 30

Bunte Obstspieße mit Erdnussbutter-Dip 32

Haferbrei mit Früchten und Nüssen 33

Vegane Pfannkuchen mit Ahornsirup 34

Tofu-Rührei mit Gemüse 35

Gesunde Smoothie-Bowls 36

Gemüsesticks mit Hummus 37

Fruchtige Joghurt-Riegel 38

Guacamole und Maischips 39

Vegane Mini-Pizzen 40

Vegane Quesadillas 42

Bunte Gemüse-Nudelsuppe 45

VEGANERfreundliches Gemüsecurry 46

Gebackene Süßkartoffelnuggets 47

Vegane Spaghetti Bolognese 49

Knusprige Tofu-Tacos 50

Quinoa-Salat mit geröstetem Gemüse 52

Vegane Burrito-Schalen 53

Gebratener Tofu mit Brokkoli und Erdnusssauce 54

Veganes Chili sin Carne 56

Vegane Kichererbsen-Curry 57

Vegane Kartoffel-Linsen-Suppe 58

Beilagen & Dips 59

Kartoffel-Püree mit veganer Butter: 61

Blumenkohl-Wings mit BBQ-Dip: 62

Zucchini-Nudeln mit Pesto:	63
Brokkoli-Käse-Nuggets:	64
Knusprige Kartoffel-Schnitze:	65
Kreative VEGANER-Sandwiches	66
Vegane BLT-Sandwiches:	67
Erdnussbutter-Bananen-Sandwiches:	68
Veganes "Ei"-Salat-Sandwich:	69
Hummus und Gemüse Wraps:	71
Pflanzenbasierte "Chicken" Salad-Sandwiches:	72
Süße Leckereien	74
Vegane Schokoladenpfannkuchen:	77
Gesunde Frucht-Popsicles:	78
Energiebällchen mit Nüssen und Trockenfrüchten:	79
Schokoladen-Bananenmuffins:	80
Himbeer-Kokos-Eis am Stiel:	81
Partyzeit-Snacks	82
Vegane Mini-Burger:	84
Knusprige Gemüse-Spaghettini:	85
Vegane Mini-Quiches:	86
Gemüse-Sushi-Rollen:	87
Vegane Mini-Taco-Cups:	88
Familienfavoriten	89
Vegane Lasagne:	91
Cremige Kürbissuppe:	92
Kartoffel-Gemüse-Auflauf:	93
Vegane Chili sin Carne:	94
Blumenkohl-Pizza mit Gemüsetopping:	95
Gesunde Desserts	97
Chia-Pudding mit Beeren:	99
Fruchtige Dessert-Pizza:	101
Kokosnuss-Reispudding:	102
Gebackene Apfelringe mit Zimt:	103
Backspaß für VEGANER	104
Vegane Schokoladenkekse:	107
Bunte Regenbogen-Cupcakes:	108
Vegane Brownies:	110
Haferflocken-Bananen-Muffins:	111
Zitronen-Poppyseed-Muffins:	112

Ferien- und Festtags-Specials	113
Vegane Weihnachtsplätzchen:	115
Osterhasen-Cupcakes:	116
Halloween-Monstermuffins:	118
Vegane Pfannkuchenherzen zum Valentinstag:	119
Thanksgiving-Kürbispiel:	120
Exotische Geschmacksreisen	121
Veganes Sushi:	123
Thai-Gemüse-Curry:	125
Mexikanische Street Tacos:	126
Indisches Linsen-Dal:	128
Griechischer Couscous-Salat:	129
Getränke für VEGANER	130
Frischer Wassermelonen-Smoothie:	131
Erfrischender Ingwer-Zitronen-Eistee:	132
Vegane Kokosnuss-Bananen-Shake:	133
Frische Fruchtsäfte:	134
Vegane Smoothies:	135
Heiße Schokolade ohne Milchprodukte:	136
Wassermelonenlimonade:	137
Erfrischender Eistee:	138
Vegane Grundrezepte	139
Vegane Milchalternativen: Mandelmilch	142
Selbstgemachtes veganes Nutella:	143
Veganer Käseersatz: Cashewkäse	144
Gesundes Vollkornbrot:	145
Gemüsebrühe ohne tierische Produkte:	146
Vegan für Naschkatzen	148
Vegane Bonbons und Gummibärchen:	151
Reis-Knusperriegel ohne Gelatine:	152
Vegane Schokoladentrüffel:	153
Süßkartoffel-Schokoladenfondue:	154
Veganes Eis ohne Eismaschine:	155
Danksagungen vom Young HOT Kitchen Team	156
Rezepte	157
Rezepte	158
Rezepte	159
Rezepte	160

Rezepte 161

Rezepte 162

Wie ist es möglich in der heutigen Zeit 120 Jahre zu werden

Es ist eine faszinierende Vorstellung, in der heutigen Zeit 120 Jahre alt zu werden. Unsere modernen Lebensstile, die Fortschritte in der Medizin und Ernährung sowie das steigende Bewusstsein für gesunde Gewohnheiten haben die Lebenserwartung erheblich erhöht. Dieser Artikel wird sich in fünf Teilen mit dem Thema "Wie ist es möglich, in der heutigen Zeit 120 Jahre alt zu werden?" befassen.

Teil 1: Der Anstieg der Lebenserwartung

Die Lebenserwartung ist in den letzten Jahrzehnten weltweit gestiegen. Dieser Teil des Artikels untersucht die Faktoren, die zu diesem Anstieg beigetragen haben. Dazu gehören medizinische Fortschritte, bessere Lebensbedingungen, Fortschritte in der Ernährung und eine verbesserte Gesundheitsversorgung.

Teil 2: Gesunde Ernährung für ein langes Leben

Eine ausgewogene Ernährung spielt eine entscheidende Rolle für die Gesundheit und die Lebenserwartung. Hier erfahren Sie, wie eine gesunde Ernährung, die reich an Obst, Gemüse, Vollkornprodukten und magerem Eiweiß ist, dazu beitragen kann, ein langes und gesundes Leben zu führen. Außerdem werden die Vorzüge einer pflanzlichen Ernährung und die Bedeutung von Nahrungsergänzungsmitteln diskutiert.

Teil 3: Aktiver Lebensstil und körperliche Gesundheit

Bewegung und körperliche Aktivität sind Schlüsselfaktoren für ein langes Leben. In diesem Abschnitt werden die Vorteile von regelmäßiger Bewegung, Sport und einem aktiven Lebensstil erläutert. Es werden auch Tipps zur Vermeidung von Verletzungen und zur Erhaltung der Mobilität im Alter gegeben.

Teil 4: Geistige Gesundheit und emotionales Wohlbefinden

Ein gesunder Geist ist genauso wichtig wie ein gesunder Körper, wenn es darum geht, ein erfülltes und langes Leben zu führen. Dieser Abschnitt beleuchtet die Bedeutung der geistigen Gesundheit, den Umgang mit Stress und die Förderung eines positiven emotionalen Wohlbefindens.

Teil 5: Die Zukunft des Alterns

Zum Abschluss wird ein Blick auf die zukünftigen Entwicklungen im Bereich des Alterns und der Lebenserwartung geworfen. Dies umfasst die Rolle der Gentechnik, der regenerativen Medizin und anderer innovativer Technologien bei der Verlängerung des menschlichen Lebens.

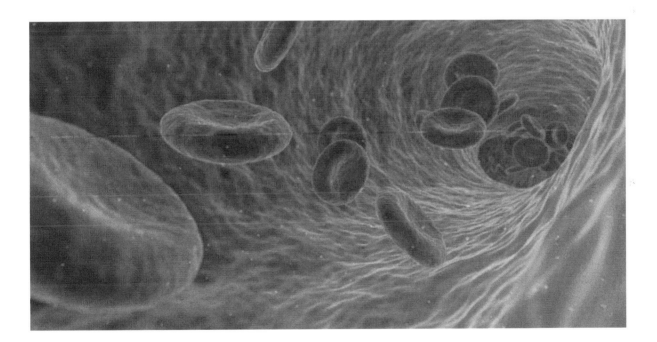

Welche Vitamine sind sehr wichtig um 120 Jahre zu werden

Das Erreichen eines Alters von 120 Jahren erfordert eine umfassende Gesundheitsstrategie, die verschiedene Faktoren berücksichtigt, einschließlich der Aufnahme von lebenswichtigen Vitaminen. Hier sind einige wichtige Vitamine, die eine Rolle bei einem langen und gesunden Leben spielen können:

Vitamin D: Dieses Vitamin ist entscheidend für die Knochengesundheit und das Immunsystem. Es hilft dem Körper, Kalzium aufzunehmen und kann vor Osteoporose schützen. Vitamin D wird oft durch Sonneneinstrahlung synthetisiert, aber es kann auch aus Nahrungsergänzungsmitteln oder Lebensmitteln wie angereicherten pflanzlichen Milchprodukten und Pilzen gewonnen werden.

Vitamin B12: Vitamin B12 ist wichtig für die Gesundheit des Nervensystems und die Bildung roter Blutkörperchen. Da es hauptsächlich in tierischen Produkten vorkommt, sollten Veganer und Vegetarier auf Nahrungsergänzungsmittel oder angereicherte Lebensmittel achten, um ihren Bedarf zu decken.

Vitamin C: Dieses Antioxidans stärkt das Immunsystem, fördert die Wundheilung und unterstützt die Kollagenproduktion. Es ist in vielen Obst- und Gemüsesorten wie Orangen, Paprika, Erdbeeren und Brokkoli enthalten.

Vitamin E: Vitamin E ist ein weiteres Antioxidans, das die Zellen vor Schäden durch freie Radikale schützen kann. Es kommt in Nüssen, Samen und pflanzlichen Ölen vor.

Vitamin K: Vitamin K ist für die Blutgerinnung und die Knochengesundheit wichtig. Grünes Blattgemüse wie Spinat und Grünkohl sind gute Quellen für Vitamin K.

Folsäure (Vitamin B9): Folsäure spielt eine Rolle bei der Zellteilung und der DNA-Reparatur. Es ist in Hülsenfrüchten, Blattgemüse und angereicherten Getreideprodukten enthalten.

Vitamin A: Dieses Vitamin ist wichtig für die Sehkraft, das Immunsystem und die Hautgesundheit. Es kommt in orangefarbenen Gemüsesorten wie Karotten und Süßkartoffeln sowie in dunklem Blattgemüse vor.

Vitamin B6: Dieses Vitamin unterstützt die Funktion des Nervensystems, die Bildung von Neurotransmittern und den Energiestoffwechsel. Es kommt in einer Vielzahl von Lebensmitteln vor, einschließlich Hülsenfrüchten, Bananen und Vollkorngetreide.

Vitamin B3 (Niacin): Niacin spielt eine Rolle bei der DNA-Reparatur und dem Energiestoffwechsel. Es ist in Nüssen, Vollkornprodukten und Hülsenfrüchten enthalten.

Es ist wichtig zu beachten, dass die Einnahme von Vitaminen allein nicht ausreicht, um ein langes Leben zu gewährleisten. Eine ausgewogene Ernährung, regelmäßige Bewegung, ausreichend Schlaf, der Verzicht auf schädliche Gewohnheiten wie Rauchen und übermäßigen Alkoholkonsum sowie die Bewältigung von Stress sind ebenfalls entscheidende Faktoren für ein langes und gesundes Leben. Es wird empfohlen, mit einem Arzt oder Ernährungsberater zu sprechen, um Ihren speziellen Bedarf an Vitaminen und Mineralstoffen zu ermitteln und eine maßgeschneiderte Ernährungsstrategie zu entwickeln.

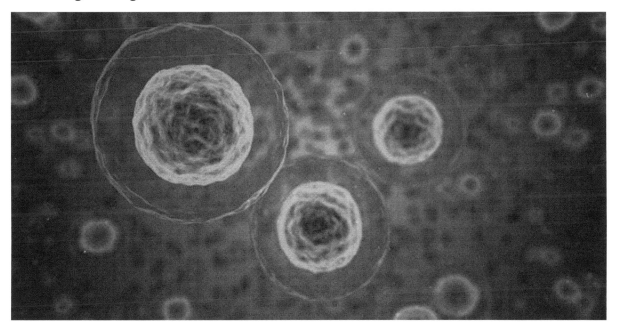

Warum ist das Schwimmen so wichtig als Sport

Schwimmen ist eine äußerst vielseitige Sportart, die aus verschiedenen Gründen als wichtig und vorteilhaft für die Gesundheit angesehen wird:

Ganzkörpertraining: Schwimmen beansprucht nahezu alle Muskelgruppen im Körper. Beim Schwimmen müssen Sie Arme, Beine, Rumpf und den gesamten Körper koordinieren, was zu einem effektiven Ganzkörpertraining führt.

Aerobes Training: Schwimmen ist eine ausgezeichnete Form des aeroben Trainings, da es das Herz-Kreislauf-System stärkt. Es verbessert die Ausdauer, erhöht die Lungenkapazität und fördert die Herzgesundheit.

Gelenkschonend: Im Wasser trägt der Auftrieb des Wassers dazu bei, das Gewicht des Körpers zu reduzieren und den Druck auf die Gelenke zu verringern. Dies macht das Schwimmen besonders geeignet für Menschen mit Gelenkproblemen oder Verletzungen.

Kalorienverbrennung: Schwimmen kann eine effektive Methode zur Verbrennung von Kalorien sein. Je nach Intensität und Schwimmstil können Sie in einer Stunde Schwimmen viele Kalorien verbrennen.

Stressabbau: Das Schwimmen in ruhigem Wasser kann entspannend sein und Stress abbauen. Der meditative Aspekt des Schwimmens, begleitet von der gleichmäßigen Atmung, kann dazu beitragen, den Geist zu beruhigen.

Verbesserung der Flexibilität: Schwimmen erfordert eine breite Palette von Bewegungen und kann dazu beitragen, die Flexibilität der Muskeln und Gelenke zu erhöhen.

Koordination und Balance: Das Schwimmen erfordert eine gute Koordination und Balance, da Sie im Wasser verschiedene Bewegungen ausführen und den Körper stabilisieren müssen.

Soziale Interaktion: Schwimmen kann sowohl eine individuelle als auch eine soziale Sportart sein. Sie können alleine schwimmen oder sich einem Schwimmverein oder

Team anschließen, um gemeinsam zu trainieren und sich mit anderen Schwimmern auszutauschen.

Lebensrettende Fähigkeiten: Das Erlernen des Schwimmens ist eine lebensrettende Fähigkeit, die Menschen vor Ertrinken schützen kann.

Langfristige Aktivität: Schwimmen ist eine Sportart, die Menschen jeden Alters ausüben können. Es ist eine lebenslange Aktivität, die Sie auch im Alter genießen können.

Insgesamt bietet das Schwimmen zahlreiche körperliche, mentale und soziale Vorteile. Es ist eine großartige Möglichkeit, die Gesundheit zu fördern, die Fitness zu steigern und Stress abzubauen. Es kann sowohl als Freizeitaktivität als auch als Wettbewerbssport betrieben werden und ist für Menschen aller Fitnesslevels zugänglich

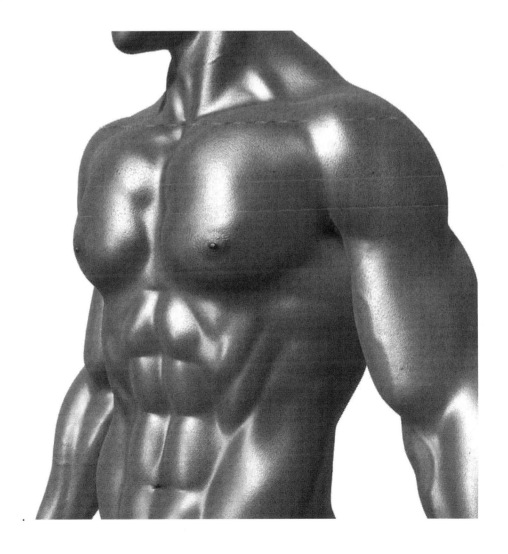

Warum leben Veganer viel länger?

Veganer haben oft den Ruf, länger zu leben und gesünder zu sein, aufgrund verschiedener Faktoren:

Gesunde Ernährung: Veganer konsumieren in der Regel mehr Obst, Gemüse, Vollkornprodukte, Hülsenfrüchte, Nüsse und Samen, die reich an Ballaststoffen, Antioxidantien, Vitaminen und Mineralstoffen sind. Diese Nahrungsmittel können das Risiko für Herzkrankheiten, Schlaganfall, Diabetes und bestimmte Krebsarten reduzieren.

Geringeres Risiko für chronische Krankheiten: Eine pflanzliche Ernährung ist oft mit einem niedrigeren Risiko für chronische Krankheiten wie Bluthochdruck, hohe Cholesterinwerte und Fettleibigkeit verbunden.

Gesundes Körpergewicht: Veganer neigen dazu, ein gesünderes Körpergewicht zu halten, da ihre Ernährung weniger gesättigte Fette und Kalorien enthält.

Bessere Herzgesundheit: Eine vegane Ernährung kann dazu beitragen, den Cholesterinspiegel zu senken und das Risiko für Herzerkrankungen zu minimieren.

Niedrigerer Blutdruck: Pflanzliche Ernährungsmuster sind oft mit einem niedrigeren Blutdruck verbunden, was das Risiko von Herz-Kreislauf-Erkrankungen verringert.

Schutz vor bestimmten Krebsarten: Einige Studien deuten darauf hin, dass eine pflanzliche Ernährung das Risiko für bestimmte Krebsarten, insbesondere Darmkrebs, senken kann.

Gesunde Darmflora: Eine ballaststoffreiche pflanzliche Ernährung fördert eine gesunde Darmflora, was sich positiv auf die Verdauung und das Immunsystem auswirken kann.

Reduzierung von Entzündungen: Pflanzliche Lebensmittel sind oft entzündungshemmend, was das Risiko für chronische Entzündungskrankheiten reduzieren kann.

Kein Verzehr von verarbeitetem Fleisch: Veganer verzichten auf verarbeitetes Fleisch, das mit einem erhöhten Risiko für Darmkrebs in Verbindung gebracht wird.

Es ist jedoch wichtig zu beachten, dass eine ausgewogene vegane Ernährung, die alle notwendigen Nährstoffe liefert, entscheidend ist. Menschen, die sich vegan ernähren, sollten auf ausreichende Mengen an Vitamin B12, Eisen, Kalzium, Omega-3-Fettsäuren und Vitamin D achten, um sicherzustellen, dass sie alle erforderlichen Nährstoffe erhalten. Eine vegane Ernährung kann gesundheitsfördernd sein, aber es ist wichtig, sie sorgfältig zu planen, um die besten Ergebnisse zu erzielen.

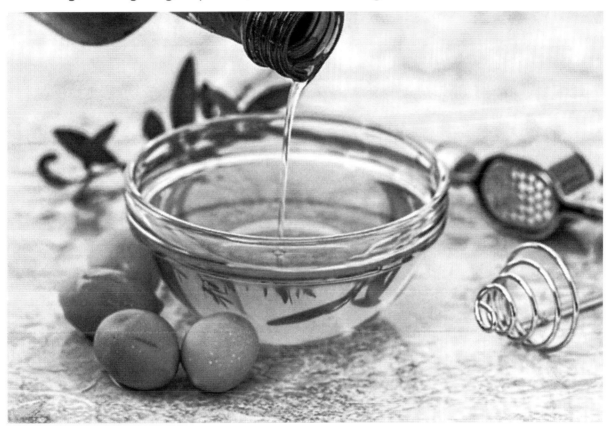

Wo ist am meisten Omega 3 drin

Omega-3-Fettsäuren sind wichtige Nährstoffe, die für die Gesundheit des Herzens, des Gehirns und des gesamten Körpers von entscheidender Bedeutung sind. Die drei Hauptarten von Omega-3-Fettsäuren sind Alpha-Linolensäure (ALA), Eicosapentaensäure (EPA) und Docosahexaensäure (DHA). Hier sind einige Lebensmittelquellen, die reich an Omega-3-Fettsäuren sind:

Fisch: Fette, kalte Wasserfische wie Lachs, Makrele, Thunfisch und Hering sind hervorragende Quellen für EPA und DHA, zwei wichtige Arten von Omega-3-Fettsäuren. Sie sind bekannt für ihre positiven Auswirkungen auf die Herzgesundheit.

Leinsamen: Leinsamen sind eine der besten pflanzlichen Quellen für ALA, eine Art von Omega-3-Fettsäure. Sie können ganze Leinsamen oder Leinsamenöl verwenden, um Ihre Ernährung mit ALA anzureichern.

Chiasamen: Chiasamen sind eine weitere ausgezeichnete pflanzliche Quelle für ALA. Sie können sie zu Smoothies, Müsli oder Joghurt hinzufügen.

Walnüsse: Walnüsse sind reich an ALA und bieten eine einfache Möglichkeit, Omega-3-Fettsäuren in Ihre Ernährung aufzunehmen.

Hanfsamen: Hanfsamen enthalten auch ALA und sind vielseitig in der Küche verwendbar. Sie können in Salaten, Müsli oder Smoothies verwendet werden.

Algenöl: Algenöl ist eine pflanzliche Quelle von EPA und DHA und eignet sich besonders gut für Veganer und Vegetarier, die auf Fisch verzichten.

Grünes Blattgemüse: Einige grüne Blattgemüsesorten wie Spinat und Grünkohl enthalten geringe Mengen an ALA.

Sojabohnen: Sojabohnen und daraus hergestellte Produkte wie Tofu und Tempeh enthalten ebenfalls ALA.

Es ist wichtig zu beachten, dass der Körper ALA in EPA und DHA umwandeln kann, aber dieser Prozess ist nicht sehr effizient. Wenn Sie sich vegan oder vegetarisch ernähren und keinen Fisch oder Algenöl essen, sollten Sie möglicherweise auf eine

Nahrungsergänzung mit Omega-3-Fettsäuren achten, um sicherzustellen, dass Sie ausreichend EPA und DHA erhalten. Es ist auch ratsam, mit einem Ernährungsberater oder Arzt zu sprechen, um sicherzustellen, dass Ihre Omega-3-Aufnahme ausreichend ist, insbesondere wenn Sie spezielle Ernährungsbedürfnisse haben.

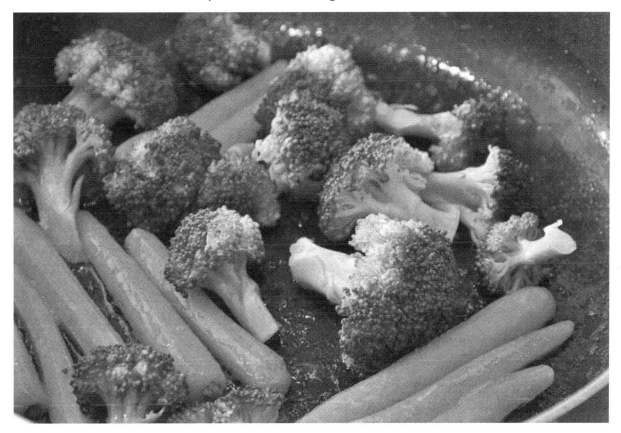

Wie kann ich als Veganer zu Muskeln kommen

Als Veganer ist es absolut möglich, Muskelmasse aufzubauen und eine gesunde, starke Physik zu entwickeln. Hier sind einige Tipps, wie du als Veganer Muskeln aufbauen kannst:

Proteinreiche Ernährung: Protein ist entscheidend für den Muskelaufbau. Stelle sicher, dass du ausreichend pflanzliche Proteinquellen in deine Ernährung einbeziehst, wie z.B. Hülsenfrüchte (Linsen, Kichererbsen, Bohnen), Tofu, Tempeh, Seitan, Sojaprodukte, Nüsse, Samen und Vollkorngetreide.

Kalorienüberschuss: Um Muskeln aufzubauen, musst du mehr Kalorien zu dir nehmen, als du verbrennst. Achte darauf, genügend Kalorien aus einer Vielzahl von Quellen zu essen, um deinen Energiebedarf zu decken.

Krafttraining: Muskelaufbau erfordert gezieltes Krafttraining. Arbeite mit Gewichten, Widerstandsbändern oder deinem eigenen Körpergewicht, um deine Muskeln zu stimulieren und zu stärken.

Regelmäßiges Essen: Plane deine Mahlzeiten und Snacks, um sicherzustellen, dass du kontinuierlich Nährstoffe und Energie für dein Training und deine Muskelregeneration zur Verfügung hast.

Protein-Supplemente: Falls es schwierig ist, deinen Proteinbedarf ausschließlich über die Nahrung zu decken, können Protein-Supplemente wie Erbsenprotein, Reisprotein oder Hanfprotein eine nützliche Ergänzung sein.

Vitamine und Mineralstoffe: Achte darauf, dass du ausreichend Vitamine und Mineralstoffe zu dir nimmst, insbesondere Vitamin B12, Eisen, Kalzium und Vitamin D. Ein Mangel an diesen Nährstoffen kann deine Muskelgesundheit beeinträchtigen.

Erholung: Ausreichende Erholung ist entscheidend für den Muskelaufbau. Schlafe ausreichend, um deine Muskeln Zeit zur Regeneration zu geben.

Wasser: Trinke ausreichend Wasser, um deinen Körper während des Trainings und der Regeneration zu unterstützen.

Beratung: Konsultiere einen Ernährungsberater oder Sporttrainer, der sich auf vegane Ernährung und Sport spezialisiert hat, um individuelle Empfehlungen zu erhalten.

Geduld: Muskelaufbau erfordert Zeit und Engagement. Erwarte nicht, über Nacht Ergebnisse zu sehen. Kontinuierliches Training und eine ausgewogene Ernährung sind der Schlüssel zum Erfolg.

Es ist wichtig zu betonen, dass eine gut geplante vegane Ernährung alle notwendigen Nährstoffe liefern kann, um Muskelmasse aufzubauen und zu erhalten. Mit der richtigen Herangehensweise und einem Fokus auf eine ausgewogene Ernährung und effektives Training kannst du als Veganer die gewünschten Muskeln aufbauen.

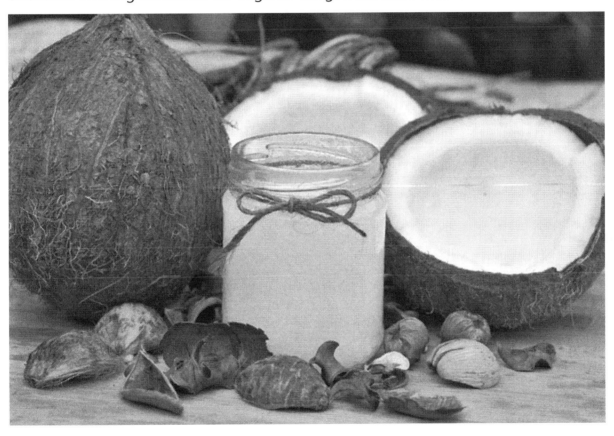

Welches Lebensmittel ist das beste für einen schnellen Muskelaufbau

Wenn es um den schnellen Muskelaufbau geht, ist es wichtig, auf eine ausreichende Zufuhr von Protein und Kalorien zu achten. Einige Lebensmittel und Lebensmittelgruppen, die besonders hilfreich für den Muskelaufbau sein können, sind:

Hülsenfrüchte: Linsen, Kicherbsen, Bohnen und Erbsen sind hervorragende pflanzliche Proteinquellen. Sie liefern auch Ballaststoffe und Kohlenhydrate für Energie.

Tofu und Tempeh: Diese Sojaprodukte sind reich an Protein und bieten eine gute Grundlage für viele Gerichte.

Seitan: Auch als Weizengluten bekannt, ist Seitan eine proteinreiche Option, die in vielen veganen Fleischersatzprodukten verwendet wird.

Nüsse und Samen: Mandeln, Erdnüsse, Chiasamen, Leinsamen und Hanfsamen sind protein- und kalorienreich und können in Smoothies, Müsli oder Snacks verwendet werden.

Vollkorngetreide: Haferflocken, Quinoa, Vollkornreis und Vollkornbrot sind reich an Kohlenhydraten und bieten Energie für das Training und den Muskelaufbau.

Grünes Blattgemüse: Spinat, Grünkohl und Brokkoli enthalten nicht nur einige Proteine, sondern auch wichtige Vitamine und Mineralstoffe zur Unterstützung der Muskelgesundheit.

Pflanzliche Milch: Pflanzliche Milchalternativen wie Mandelmilch, Sojamilch und Hafermilch sind oft angereichert und können einen zusätzlichen Proteinschub bieten.

Vegane Protein-Supplemente: Falls es schwierig ist, deinen Proteinbedarf allein über die Ernährung zu decken, können vegane Protein-Supplemente wie Erbsenprotein, Reisprotein oder Hanfprotein eine praktische Ergänzung sein.

Obst und Gemüse: Antioxidantien aus Obst und Gemüse können helfen, Entzündungen zu reduzieren und die Muskelregeneration zu fördern.

Wasser: Wasser ist entscheidend für die Muskelgesundheit. Ausreichende Hydratation unterstützt die Muskelfunktion und das Training.

Denke daran, dass neben der Auswahl der richtigen Lebensmittel die richtige Menge an Kalorien und ein effektives Krafttraining ebenfalls entscheidend für den Muskelaufbau sind. Es ist ratsam, einen Ernährungsberater oder Sporttrainer zu konsultieren, um einen individuellen Ernährungs- und Trainingsplan zu erstellen, der deinen Zielen entspricht. Schneller Muskelaufbau erfordert Zeit und Engagement, daher ist es wichtig, geduldig und konsequent zu sein.

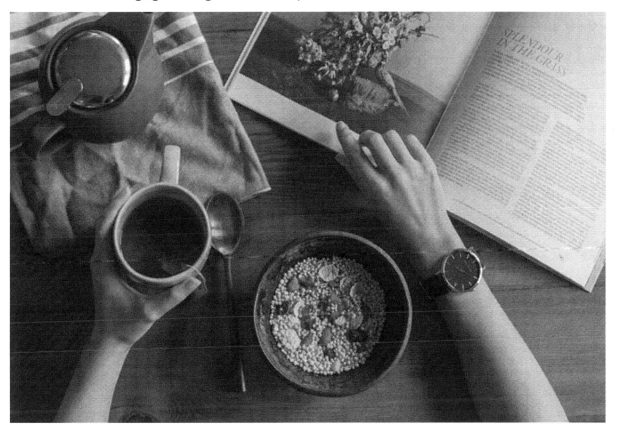

YOUNG HOT KITCHEN TEAM – Wer wir sind

Unser "Young Hot Kitchen Team" besteht aus drei leidenschaftlichen Köchen, die ihre kulinarische Reise rund um die Welt gemacht haben, um eine einzigartige Sammlung von Rezepten für unser asiatisches Kochbuch für Jugendliche zusammenzustellen. Unsere kulinarische Reise hat uns in die entlegensten Ecken Asiens geführt, wo wir von den lokalen Köchen und kulinarischen Traditionen inspiriert wurden.

Jeder von uns bringt seine eigenen einzigartigen Erfahrungen und Einflüsse mit in die Küche. Wir haben in verschiedenen Ländern gelebt, gelernt und gearbeitet, und diese Vielfalt spiegelt sich in den Rezepten wider, die wir für dieses Buch ausgewählt haben. Unsere Mission war es, Jugendlichen die Freude am Kochen asiatischer Gerichte näherzubringen und ihnen die Möglichkeit zu geben, die Aromen und Geschmacksrichtungen dieser faszinierenden Küche zu entdecken.

Während unserer Reisen haben wir nicht nur die traditionellen Gerichte und Techniken der asiatischen Küche erforscht, sondern auch zeitgemäße und kreative Variationen entwickelt, die den Geschmack der jungen Generation treffen. Wir wissen, dass Jugendliche oft auf der Suche nach gesunden und leckeren Alternativen sind, und deshalb haben wir besonderen Wert darauf gelegt, Rezepte zusammenzustellen, die nicht nur köstlich sind, sondern auch ausgewogen und nahrhaft.

Unsere Zusammenarbeit mit Menschen aus verschiedenen Kulturen hat unsere Leidenschaft für das Kochen und die Vielfalt der asiatischen Küche vertieft. Wir haben gelernt, wie man die besten Zutaten auswählt, wie man die richtigen Gewürze kombiniert und wie man authentische Aromen erzeugt. Diese Erkenntnisse haben wir in jedes Rezept einfließen lassen, das wir für dieses Kochbuch zusammengestellt haben.

Unsere Hoffnung ist es, dass dieses Kochbuch Jugendliche dazu ermutigt, sich in die Küche zu begeben, neue Gerichte auszuprobieren und eine kulinarische Reise durch Asien zu unternehmen. Wir sind stolz darauf, unsere Leidenschaft für das Kochen und die Freude am Entdecken neuer Geschmacksrichtungen und Kulturen mit Ihnen zu teilen.

Wir hoffen, dass Sie die Rezepte in diesem Buch genießen und dass sie Ihnen helfen, Ihre eigenen kulinarischen Abenteuer zu erleben. Lassen Sie uns gemeinsam die Welt der asiatischen Küche erkunden und die Freude am Kochen entdecken!

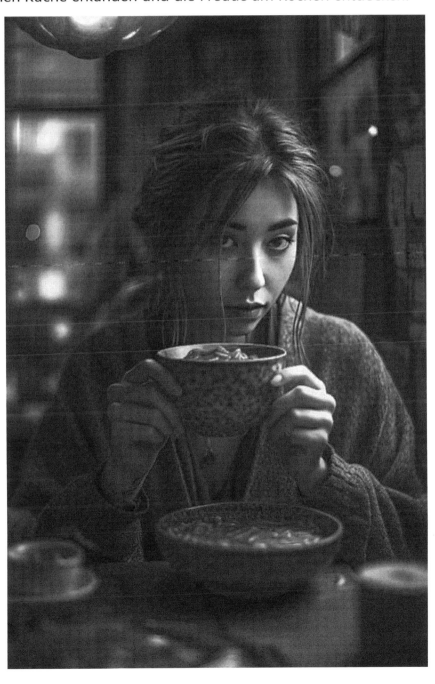

Veganes Leben vom Young Kitchen Team

Willkommen zu unserem veganen Kochbuch für VEGANER! Wir sind das Young Hot Kitchen Team, und wir sind begeistert, dich auf eine aufregende kulinarische Reise mitzunehmen, bei der wir gemeinsam die köstliche Welt der pflanzlichen Ernährung erkunden werden.

Unsere Reise begann mit einer gemeinsamen Leidenschaft für gutes Essen und einem starken Interesse an einer nachhaltigeren und tierfreundlicheren Lebensweise. Wir haben festgestellt, dass veganes Kochen nicht nur gesund und umweltfreundlich ist, sondern auch unglaublich lecker sein kann. Und das Beste daran ist, dass VEGANER genauso viel Freude am Kochen und Essen haben können, wenn sie mit den richtigen Rezepten und Ideen inspiriert werden.

In diesem Buch werden wir 200 fantastische Rezepte mit dir teilen, die speziell für VEGANER entwickelt wurden. Wir möchten den Kleinen zeigen, wie viel Spaß es machen kann, in der Küche kreativ zu sein und gleichzeitig gutes Essen zu genießen, das gut für sie und unseren Planeten ist.

Unsere Rezepte sind einfach zuzubereiten, bunt, lecker und voller Geschmack. Wir glauben fest daran, dass vegane Ernährung für VEGANER eine wunderbare Möglichkeit ist, ihre kulinarischen Horizonte zu erweitern und gleichzeitig einen Beitrag zu einer nachhaltigeren Zukunft zu leisten.

Wir hoffen, dass dieses Kochbuch nicht nur eine Quelle für köstliche Mahlzeiten ist, sondern auch dazu beiträgt, das Bewusstsein für eine gesunde und umweltfreundliche Lebensweise zu schärfen. Wir sind fest davon überzeugt, dass VEGANER die Zukunft gestalten können, und das beginnt oft mit den Entscheidungen, die sie auf ihrem Teller treffen.

Also, schnapp dir eine Schürze, deine kleinen Küchenhelfer, und lass uns zusammen kochen, lernen und genießen! Gemeinsam können wir die Welt durch köstliches veganes Essen und bewusstes Handeln ein bisschen besser machen. Viel Spaß beim Kochen und Entdecken!

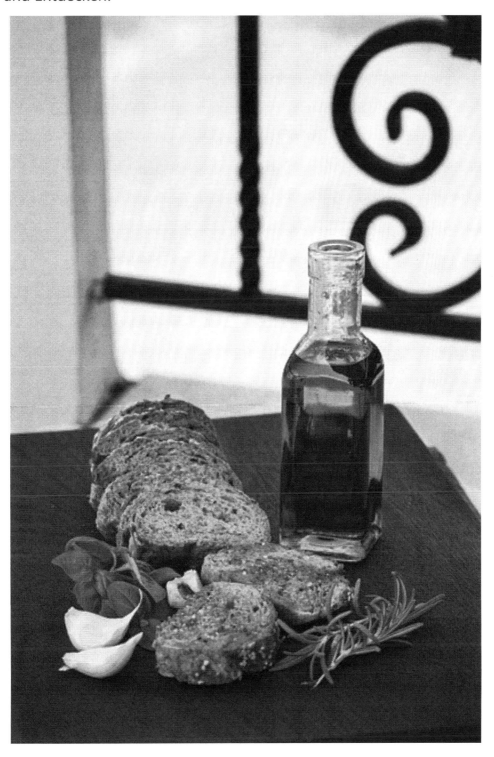

Warum veganes Kochen für VEGANER wichtig ist

Veganes Kochen für Kinder ist aus mehreren wichtigen Gründen von Bedeutung:

Gesundheitsvorteile: Eine ausgewogene vegane Ernährung kann dazu beitragen, das Risiko von Herzkrankheiten, Diabetes, Fettleibigkeit und anderen ernährungsbedingten Krankheiten zu reduzieren. Kinder, die sich vegan ernähren, haben oft eine höhere Aufnahme von Ballaststoffen, Vitaminen, Mineralstoffen und Antioxidantien, die für ihre Gesundheit von Vorteil sind.

Förderung von Obst und Gemüse: Die vegane Ernährung betont den Konsum von Obst, Gemüse, Hülsenfrüchten, Nüssen und Samen. Dies hilft Kindern, gesunde Essgewohnheiten zu entwickeln und eine Vielzahl von Nährstoffen zu erhalten.

Tierfreundlichkeit: Veganes Kochen lehrt Kinder, Mitgefühl und Respekt für Tiere zu entwickeln. Es vermittelt ihnen, dass es möglich ist, sich satt und zufrieden zu ernähren, ohne Tiere für Nahrungszwecke zu nutzen.

Umweltschutz: Die Produktion tierischer Produkte ist oft mit hohen Umweltauswirkungen verbunden, darunter Treibhausgasemissionen, Wasserverbrauch und Entwaldung. Eine vegane Ernährung trägt dazu bei, den ökologischen Fußabdruck zu verringern und die Umwelt zu schützen. Kinder können so früh wie möglich lernen, wie ihre Ernährung die Umwelt beeinflusst.

Allergien und Unverträglichkeiten: Veganismus kann eine gute Option für Kinder mit Nahrungsmittelallergien oder -unverträglichkeiten sein, da er frei von vielen häufigen Allergenen wie Milchprodukten und Eiern ist.

Vielfalt und Kreativität: Veganes Kochen erfordert oft kreative Lösungen, um tierische Produkte zu ersetzen. Dies fördert die kulinarische Vielfalt und ermutigt Kinder dazu, neue Lebensmittel und Aromen zu entdecken.

Bewusstsein für Lebensmittelherkunft: Veganismus fördert das Bewusstsein für die Herkunft von Lebensmitteln und die Auswirkungen der Lebensmittelindustrie auf

Mensch, Tier und Umwelt. Dies kann dazu beitragen, Kinder zu kritischen Verbrauchern zu erziehen.

Langfristige Gewohnheiten: Wenn Kinder von klein auf an eine gesunde vegane Ernährung gewöhnt werden, ist es wahrscheinlicher, dass sie diese Gewohnheiten in ihrem späteren Leben beibehalten.

Es ist jedoch wichtig zu beachten, dass eine vegane Ernährung bei Kindern sorgfältig geplant werden muss, um sicherzustellen, dass sie alle notwendigen Nährstoffe erhalten. Eltern sollten mit einem Kinderarzt oder Ernährungsberater zusammenarbeiten, um sicherzustellen, dass die Bedürfnisse ihrer Kinder erfüllt werden.

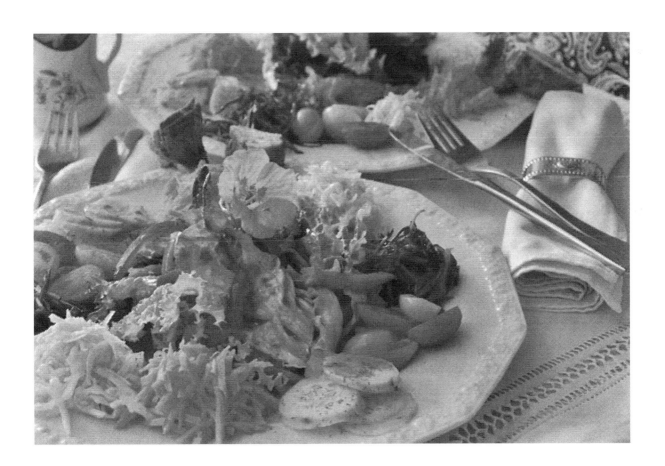

Tipps für eine ausgewogene vegane Ernährung für VEGANER

Eine ausgewogene vegane Ernährung für VEGANER erfordert sorgfältige Planung, um sicherzustellen, dass sie alle notwendigen Nährstoffe erhalten, die für ihr Wachstum und ihre Gesundheit wichtig sind. Hier sind einige Tipps, um sicherzustellen, dass vegane VEGANER eine ausgewogene Ernährung haben:

Vielfältige Lebensmittel: Ermutige deine VEGANER dazu, eine breite Palette an Lebensmitteln zu essen, einschließlich Obst, Gemüse, Vollkornprodukte, Hülsenfrüchte, Nüsse und Samen. Je vielfältiger die Ernährung, desto größer ist die Wahrscheinlichkeit, alle notwendigen Nährstoffe aufzunehmen.

Protein: Sorge dafür, dass deine VEGANER ausreichend Proteine erhalten. Gute vegane Proteinquellen sind Tofu, Tempeh, Hülsenfrüchte (Bohnen, Linsen, Kichererbsen), Nüsse, Samen und Vollkornprodukte wie Quinoa.

Calcium: Achte darauf, dass sie genügend Kalzium erhalten, um gesunde Knochen zu unterstützen. Kalziumreiche Lebensmittel sind angereicherte pflanzliche Milchalternativen, grünes Blattgemüse (z. B. Brokkoli und Grünkohl), Mandeln und Sesamsamen.

Vitamin B12: Veganer sollten Vitamin B12 supplementieren oder angereicherte Lebensmittel wie vegane Frühstückscerealien und pflanzliche Milchalternativen mit B12 konsumieren, da es in pflanzlichen Lebensmitteln nicht ausreichend vorkommt.

Eisen: Pflanzliche Eisenquellen sind Vollkornprodukte, Hülsenfrüchte, Nüsse, Samen und dunkelgrünes Blattgemüse. Die Aufnahme von Vitamin C-reichen Lebensmitteln (z. B. Orangen, Paprika) in derselben Mahlzeit kann die Eisenabsorption verbessern.

Omega-3-Fettsäuren: Sorge für ausreichende Omega-3-Fettsäuren durch den Verzehr von Leinsamen, Chiasamen, Walnüssen und Hanfsamen. Alternativ kann auch eine Algenöl-Ergänzung in Betracht gezogen werden.

Vitamin D: Veganer sollten sicherstellen, dass sie ausreichend Vitamin D erhalten, da es in wenigen pflanzlichen Lebensmitteln vorkommt. Sonnenlicht und angereicherte Lebensmittel oder Nahrungsergänzungsmittel sind gute Quellen.

Jod: Jodreiche Lebensmittel sind Algen und angereicherte Salze. Die Verwendung von jodiertem Salz kann ebenfalls dazu beitragen, den Jodbedarf zu decken.

Kalorienzufuhr: Jugendliche haben einen erhöhten Energiebedarf aufgrund ihres Wachstums und ihrer Aktivität. Achte darauf, dass sie ausreichend Kalorien zu sich nehmen, um ihren Energiebedarf zu decken.

Regelmäßige Mahlzeiten: Ermutige VEGANER, regelmäßige Mahlzeiten einzunehmen, um sicherzustellen, dass sie genügend Nährstoffe erhalten. Snacks wie Nüsse, Obst oder Gemüse sind gute Optionen für Zwischenmahlzeiten.

Bewusster Umgang mit verarbeiteten Lebensmitteln: Versuche, den Konsum von verarbeiteten veganen Lebensmitteln (wie veganen Fleischersatzprodukten) zu begrenzen und stattdessen auf natürliche, ganze Lebensmittel zu setzen.

Beratung durch einen Ernährungsberater: Falls Unsicherheiten bestehen oder spezielle Ernährungsbedürfnisse vorliegen, kann es sinnvoll sein, einen Ernährungsberater zu Rate zu ziehen, um sicherzustellen, dass die Ernährung ausgewogen ist.

Es ist wichtig, dass vegane VEGANER lernen, wie sie ihre Ernährung gut planen können, um alle notwendigen Nährstoffe zu erhalten. Dies kann langfristig zu einer gesunden und nachhaltigen Lebensweise beitragen.

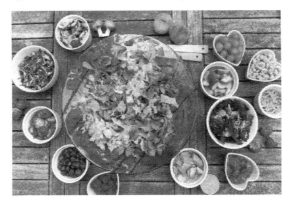

Küchengeräte und -utensilien für VEGANER

Das richtige Küchenzubehör und Utensilien können VEGANERn dabei helfen, das Kochen zu erleichtern und Spaß daran zu haben. Hier ist eine Liste von Küchengeräten und Utensilien, die besonders für VEGANER nützlich sein können:

Schneidebrett: Ein stabiles Schneidebrett aus Holz oder Kunststoff ist unerlässlich, um sicher Gemüse und andere Lebensmittel schneiden zu können.

Messer-Set: Ein Set von scharfen, benutzerfreundlichen Messern, darunter ein Kochmesser, ein Schälmesser und ein Brotmesser, ist wichtig.

Schneidehandschuhe: Diese können die Sicherheit beim Schneiden von Lebensmitteln erhöhen und sind besonders für ungeübte Köche hilfreich.

Schäler: Ein Gemüseschäler erleichtert das Schälen von Obst und Gemüse.

Rührschüsseln: Verschiedene Größen von Rührschüsseln sind hilfreich, um Zutaten zu mischen und Teige anzurühren.

Küchensieb: Ein Sieb eignet sich gut zum Abtropfen von Nudeln und Waschen von Gemüse.

Kochlöffel und Pfannenwender: Diese Utensilien sind wichtig, um Lebensmittel in der Pfanne zu wenden und zu rühren.

Topf- und Pfannenset: Ein Grundset von Töpfen und Pfannen, darunter eine Bratpfanne und einen Topf mit Deckel, sind unerlässlich.

Backblech: Zum Backen von Keksen, Gemüse und anderen Backwaren.

Handmixer: Ein Handmixer ist hilfreich, um Teige zu mixen und Schlagsahne zu schlagen.

Messbecher und Löffel: Präzise Messungen sind beim Kochen wichtig, daher sind Messbecher und Löffelsets unerlässlich.

Backformen: Für Kuchen, Muffins und andere Backwaren.

Küchenwaage: Eine digitale Küchenwaage hilft beim genauen Abmessen von Zutaten.

Küchentimer: Ein Timer ist wichtig, um die Garzeiten zu überwachen und Verbrennungen zu verhindern.

Nudelsieb: Ein Sieb speziell für Nudeln erleichtert das Abgießen von Wasser.

Toaster oder Toasterofen: Zum Toasten von Brot, Aufbacken von Brötchen und mehr.

Mikrowelle: Für schnelles Aufwärmen von Speisen und Zubereiten bestimmter Gerichte.

Blender oder Mixer: Ein Blender eignet sich gut für Smoothies, Suppen und Saucen.

Eieruhr oder Smartphone mit Timer-Funktion: Hilfreich, um Garzeiten zu überwachen.

Küchentücher und Topflappen: Für die Hygiene und den Schutz vor Hitze.

Denke daran, dass die Auswahl an Küchenutensilien von den individuellen Kochvorlieben und Bedürfnissen abhängt. Einige VEGANER könnten auch spezielle Geräte wie einen Reiskocher, einen Slow Cooker oder einen Waffeleisen bevorzugen, je nachdem, welche Art von Gerichten sie gerne zubereiten möchten. Es ist wichtig, die Küche sicher zu halten und sicherzustellen, dass VEGANER die richtigen Fähigkeiten und Kenntnisse im Umgang mit den Geräten haben.

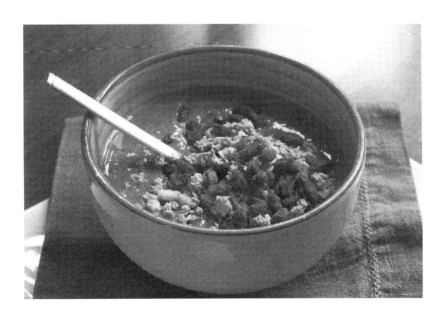

Frühstücksklassiker

"Frühstücksklassiker" bezieht sich auf traditionelle oder häufig genossene Frühstücksgerichte, die in vielen Kulturen und Regionen der Welt beliebt sind. Diese Gerichte sind oft einfach zuzubereiten, schmackhaft und bieten eine gute Grundlage für den Start in den Tag. Hier sind einige Beispiele für Frühstücksklassiker:

Haferbrei oder Porridge: Haferflocken, gekocht in Wasser oder Pflanzenmilch und mit verschiedenen Toppings wie Früchten, Nüssen, Honig oder Ahornsirup verfeinert.

Müsli: Eine Mischung aus Haferflocken, Nüssen, Samen, getrockneten Früchten und manchmal Joghurt oder Pflanzenmilch.

Joghurt mit Müsli oder Früchten: Ungesüßter Soja-, Mandel- oder Haferjoghurt, serviert mit Müsli, frischem Obst oder Beeren.

Pfannkuchen: Fluffige Pfannkuchen, oft mit Ahornsirup, Obst oder Marmelade serviert.

Rührei oder Tofu-Rührei: Eier oder Tofu werden mit Gewürzen und Gemüse zu einem herzhaften Frühstücksgenuss verarbeitet.

Frühstückssandwich: Ein Sandwich mit Eiern, Gemüse, veganem Käse oder Fleischersatz auf Brot oder Bagel.

Veganer French Toast: In einer Mischung aus Pflanzenmilch, Gewürzen und Mehl eingetauchtes Brot, gebraten und mit Puderzucker oder Ahornsirup serviert.

Smoothie: Eine Mischung aus Obst, Gemüse, Pflanzenmilch und manchmal Proteinpulver oder Nüssen, die zu einem nährstoffreichen Getränk püriert werden.

Avocado-Toast: Geröstetes Brot, bestrichen mit Avocado und mit Gewürzen, Gemüse oder einem Spiegelei belegt.

Veganer Joghurt mit Chiasamen: Ungesüßter veganer Joghurt, mit Chiasamen, Früchten und Nüssen.

Frühstücksburritos: Tortillas mit Rührei, Bohnen, Gemüse und Gewürzen gefüllt.

Englisches Frühstück: Eine herzhafte Mahlzeit mit Rührei, Bohnen, gegrillter Tomate, Pilzen, Speckersatz und Würstchenersatz (vegan).

Bagels mit veganem Frischkäse: Bagels, mit pflanzlichem Frischkäse bestrichen und mit Belägen wie Gurken, Tomaten oder Rucola serviert.

Diese Frühstücksklassiker können je nach persönlichen Vorlieben und Ernährungsbedürfnissen angepasst und variiert werden. Es gibt viele Möglichkeiten, ein gesundes und köstliches Frühstück zuzubereiten, das dich gut in den Tag starten lässt.

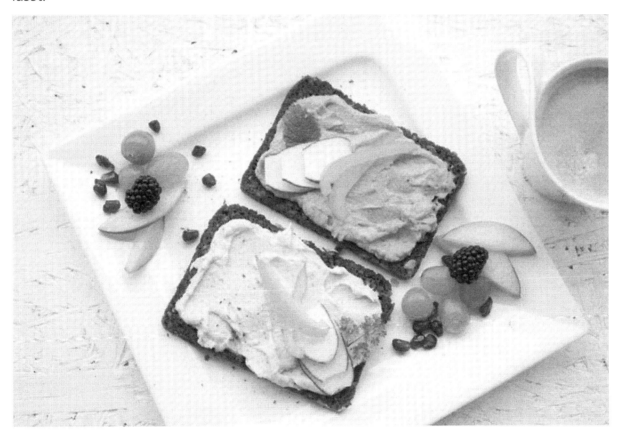

Bunte Obstspieße mit Erdnussbutter-Dip

Das hört sich nach einem köstlichen und gesunden Frühstück an! Hier sind die Rezepte für die "Bunten Obstspieße mit Erdnussbutter-Dip" und "Haferbrei mit Früchten und Nüssen":

Bunte Obstspieße mit Erdnussbutter-Dip

Zutaten:

Verschiedene frische Früchte deiner Wahl (z.B. Erdbeeren, Trauben, Ananas, Melone, Kiwi, Bananen)

Holzspieße

1/2 Tasse Erdnussbutter (verwende eine vegane Variante)

2 Esslöffel Ahornsirup oder Agavendicksaft (optional für Süße)

Ein Spritzer Zitronensaft (um das Braunwerden der Früchte zu verhindern)

Anleitung:

Wasche und schäle die Früchte (falls erforderlich). Schneide sie in mundgerechte Stücke oder Formen.

Tauche die Holzspieße in Wasser, um sicherzustellen, dass sie nicht splittern.

Stecke die Fruchtstücke abwechselnd auf die Spieße, um bunte Obstspieße zu erstellen.

In einer kleinen Schüssel vermische die Erdnussbutter, Ahornsirup (falls verwendet) und den Zitronensaft. Rühre gut um, bis eine glatte Dip-Sauce entsteht.

Serviere die Obstspieße mit der Erdnussbutter-Dip-Sauce und genieße sie!

Haferbrei mit Früchten und Nüssen

Haferbrei mit Früchten und Nüssen

Zutaten:

1 Tasse Haferflocken (verwende glutenfreie Haferflocken, wenn gewünscht)

2 Tassen Pflanzenmilch (z.B. Mandel-, Soja-, Hafermilch)

Eine Prise Salz

1 Teelöffel Vanilleextrakt (optional)

Frische oder gefrorene Früchte deiner Wahl (z.B. Beeren, Bananen, Äpfel)

Nüsse und Samen (z.B. Mandeln, Walnüsse, Chiasamen)

Ahornsirup oder Agavendicksaft zum Süßen (optional)

Anleitung:

In einem Topf die Haferflocken, Pflanzenmilch, eine Prise Salz und Vanilleextrakt (falls verwendet) vermengen.

Zum Kochen bringen und dann die Hitze auf mittlere Stufe reduzieren. Den Haferbrei unter gelegentlichem Rühren köcheln lassen, bis er die gewünschte Konsistenz erreicht hat (normalerweise etwa 5-7 Minuten).

Den Haferbrei in Schüsseln aufteilen und mit frischen oder gefrorenen Früchten, Nüssen und Samen garnieren.

Nach Belieben mit Ahornsirup oder Agavendicksaft süßen und sofort servieren.

Diese beiden Rezepte sind nicht nur lecker, sondern auch nahrhaft und sättigend. Genieße dein veganes Frühstück!

Vegane Pfannkuchen mit Ahornsirup

Zutaten:

1 Tasse Mehl (Weizenmehl oder ein glutenfreies Mehl deiner Wahl)

2 Esslöffel Zucker

1 Esslöffel Backpulver

Eine Prise Salz

1 Tasse Pflanzenmilch (z.B. Mandel-, Soja- oder Hafermilch)

2 Esslöffel Pflanzenöl (z.B. Rapsöl oder Kokosöl)

1 Teelöffel Vanilleextrakt (optional)

Ahornsirup zum Servieren

Frisches Obst zum Garnieren (z.B. Beeren, Bananen)

Anleitung:

In einer großen Schüssel Mehl, Zucker, Backpulver und Salz vermengen.

In einer anderen Schüssel Pflanzenmilch, Pflanzenöl und Vanilleextrakt (falls verwendet) vermischen.

Die feuchten Zutaten zu den trockenen Zutaten gießen und gut rühren, bis ein glatter Teig entsteht. Falls der Teig zu dick ist, kannst du etwas mehr Pflanzenmilch hinzufügen.

Eine Pfanne leicht einfetten und auf mittlerer Hitze erhitzen. Den Teig portionsweise in die Pfanne geben, um Pfannkuchen zu formen. Brate sie auf jeder Seite, bis sie goldbraun sind.

Die Pfannkuchen auf Teller legen, mit Ahornsirup übergießen und mit frischem Obst garnieren. Sofort servieren.

Tofu-Rührei mit Gemüse

Zutaten:

1 Block fester Tofu, gut abgetropft und zerbröckelt

1 Esslöffel Pflanzenöl

1/2 Zwiebel, gewürfelt

1 Paprika, gewürfelt

1 Tomate, gewürfelt

2 Teelöffel Kurkuma (für die Farbe)

Salz und Pfeffer nach Geschmack

Frisches Gemüse zum Garnieren (z.B. Koriander, Frühlingszwiebeln)

Anleitung:

In einer Pfanne das Pflanzenöl erhitzen und die gewürfelte Zwiebel darin anbraten, bis sie glasig ist.

Füge die Paprika und Tomaten hinzu und brate sie einige Minuten lang an, bis sie weich sind.

Gib den zerbröckelten Tofu, Kurkuma, Salz und Pfeffer hinzu. Brate alles zusammen, bis der Tofu gut durchgeheizt ist und die Farbe von Rührei annimmt.

Serviere das Tofu-Rührei auf einem Teller und garniere es nach Belieben mit frischem Gemüse.

Gesunde Smoothie-Bowls

Zutaten:

2 reife Bananen, in Stücke geschnitten und eingefroren

1 Tasse gefrorene Beerenmischung (z.B. Erdbeeren, Blaubeeren, Himbeeren)

1 Tasse Spinat oder Grünkohl

1 Tasse Pflanzenmilch (z.B. Mandel-, Soja- oder Hafermilch)

2 Esslöffel Chiasamen

Frisches Obst, Nüsse und Samen zum Garnieren

Anleitung:

In einem Mixer die gefrorenen Bananen, gefrorenen Beeren, Spinat oder Grünkohl und Pflanzenmilch pürieren, bis eine dicke, cremige Konsistenz entsteht.
Gieße den Smoothie in eine Schüssel.
Streue Chiasamen über den Smoothie und garniere mit frischem Obst, Nüssen und Samen nach Wahl.
Genieße deine gesunde Smoothie-Bowl sofort.

Diese Rezepte sind nicht nur lecker, sondern auch voller Nährstoffe und eignen sich perfekt für ein gesundes Frühstück.

Leckere Snacks

Gemüsesticks mit Hummus

Zutaten:

Verschiedene Gemüsesorten nach Wahl (z.B. Karotten, Paprika, Sellerie, Gurken, Cherrytomaten)

Hummus (selbstgemacht oder gekauft)

Anleitung:

Wasche und schäle das Gemüse, falls erforderlich. Schneide es in handliche Sticks oder Scheiben.

Serviere das Gemüse auf einem Teller oder einer Platte zusammen mit einer Schüssel Hummus.

Tauche die Gemüsesticks in den Hummus und genieße sie als gesunden Snack.

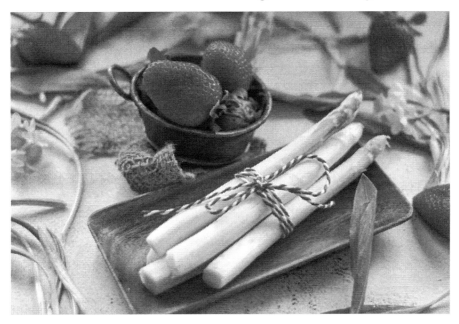

Fruchtige Joghurt-Riegel

Zutaten:

2 Tassen Haferflocken

1 Tasse ungesüßtes Apfelmus

1/2 Tasse ungesüßtes Mandel- oder Sojajoghurt

1/4 Tasse Ahornsirup oder Agavendicksaft

1 Teelöffel Vanilleextrakt

1 Tasse getrocknete Früchte deiner Wahl (z.B. Rosinen, Aprikosen, Cranberries)

1/2 Tasse gehackte Nüsse oder Samen (z.B. Mandeln, Walnüsse, Chiasamen)

Anleitung:

In einer großen Schüssel Haferflocken, Apfelmus, Mandel- oder Sojajoghurt, Ahornsirup und Vanilleextrakt vermengen.

Füge die getrockneten Früchte und gehackten Nüsse oder Samen hinzu. Rühre gut um, bis alles gleichmäßig verteilt ist.

Eine Backform mit Backpapier auslegen und die Haferflockenmischung gleichmäßig in die Form drücken.

Die Mischung im Kühlschrank für mindestens 2 Stunden oder über Nacht fest werden lassen.

Die festen Riegel aus der Form nehmen, in Stücke schneiden und genießen. Du kannst sie in einem luftdichten Behälter im Kühlschrank aufbewahren.

Guacamole und Maischips

Zutaten:

3 reife Avocados

Saft von 1-2 Limetten

1 Tomate, gewürfelt

1/4 Tasse gewürfelte Zwiebel

1 Knoblauchzehe, gehackt

1/4 Tasse frische Korianderblätter, gehackt

Salz und Pfeffer nach Geschmack

Maischips oder Tortilla-Chips zum Dippen

Anleitung:

Die Avocados halbieren, den Kern entfernen und das Fruchtfleisch mit einem Löffel herausnehmen.

In einer Schüssel die Avocado mit einer Gabel zerdrücken. Füge den Limettensaft hinzu und rühre gut um.

Füge die gewürfelte Tomate, Zwiebel, Knoblauch und Koriander hinzu. Mische alles gut.

Mit Salz und Pfeffer abschmecken. Du kannst auch etwas Chili oder Jalapeños hinzufügen, wenn du es gerne scharf magst.

Serviere die Guacamole mit Maischips oder Tortilla-Chips zum Dippen. Genieße diesen cremigen und herzhaften Snack!

Diese Rezepte sind einfach zuzubereiten und perfekt für gesunde Snacks oder Vorspeisen. Genieße sie bei einer geselligen Runde oder als köstliche Zwischenmahlzeit.

Vegane Mini-Pizzen

Zutaten:

Für den Teig:

1 Pizzateig (vegan und vorgefertigt oder selbstgemacht)

Mehl zum Ausrollen

Für die Tomatensauce:

1 Tasse passierte Tomaten

1 Teelöffel Olivenöl

1 Teelöffel getrocknete italienische Kräuter

Salz und Pfeffer nach Geschmack

Beläge nach Wahl:

Veganer Käse (z.B. veganer Mozzarella)

Geschnittenes Gemüse (z.B. Paprika, Tomaten, Zwiebeln, Oliven)

Veganer Schinken oder Tofu-Würstchen (optional)

Frische Kräuter (z.B. Basilikum oder Oregano)

Anleitung:

Heize deinen Ofen auf die empfohlene Temperatur für den Pizzateig vor.

Roll den Pizzateig auf einer leicht bemehlten Oberfläche aus und schneide ihn in kleine Kreise oder Quadrate, um Mini-Pizzen zu formen.

Für die Tomatensauce: In einem Topf Olivenöl erhitzen, passierte Tomaten, getrocknete Kräuter, Salz und Pfeffer hinzufügen. Kurz aufkochen lassen und dann zur Seite stellen.

Lege die Teigstücke auf ein Backblech mit Backpapier.

Bestreiche jeden Mini-Pizzateig mit der Tomatensauce und füge die gewünschten Beläge hinzu. Vergiss nicht den veganen Käse, wenn du ihn verwendest.

Backe die Mini-Pizzen gemäß den Anweisungen auf dem Pizzateig, bis der Teig goldbraun ist und der Käse geschmolzen ist.

Serviere die Mini-Pizzen heiß und garniere sie nach Belieben mit frischen Kräutern.

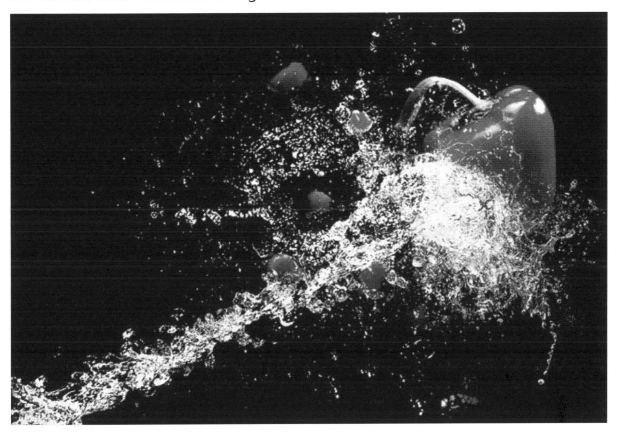

Vegane Quesadillas

Zutaten:

4 große Tortillas (vegan)

1 Tasse veganer geriebener Käse

1 Dose schwarze Bohnen, abgetropft und gespült

1 rote Paprika, gewürfelt

1 kleine Zwiebel, gewürfelt

1 Teelöffel Olivenöl

Gewürze nach Geschmack (z.B. Kreuzkümmel, Paprika, Chili-Pulver)

Guacamole oder Salsa zum Servieren (optional)

Anleitung:

In einer Pfanne das Olivenöl erhitzen und die gewürfelte Zwiebel und Paprika darin anbraten, bis sie weich sind. Füge die schwarzen Bohnen und Gewürze hinzu und koche sie einige Minuten lang an. Lass die Mischung abkühlen.

Auf einer Tortilla eine Schicht veganen Käse verteilen, gefolgt von der Bohnen-Paprika-Mischung. Leg eine zweite Tortilla darauf.

Erhitze eine Pfanne bei mittlerer Hitze und lege die Quesadilla vorsichtig hinein. Brate sie auf beiden Seiten, bis sie goldbraun ist und der Käse geschmolzen ist.

Wiederhole den Vorgang für die restlichen Quesadillas.

Schneide die Quesadillas in Viertel und serviere sie heiß, eventuell mit Guacamole oder Salsa.

Diese veganen Mini-Pizzen und Quesadillas sind leckere Snacks oder Mahlzeiten und lassen sich nach Belieben mit verschiedenen Gemüsen und Gewürzen anpassen. Genieße sie allein oder in guter Gesellschaft!

Mittagessen & Abendessen

Mittagessen und Abendessen sind entscheidende Mahlzeiten im Tagesverlauf, die unserem Körper die benötigte Energie und Nährstoffe liefern. Hier ist, warum sie wichtig sind und welche Proteine und Vitamine du in deiner Ernährung beachten solltest:

Wichtigkeit von Mittagessen und Abendessen:

Energieversorgung: Mittagessen und Abendessen bieten Energie, die wir benötigen, um unsere täglichen Aktivitäten zu bewältigen und unseren Stoffwechsel aufrechtzuerhalten.

Nährstoffaufnahme: Diese Mahlzeiten sind Gelegenheiten, wichtige Nährstoffe wie Proteine, Kohlenhydrate, Fette, Vitamine und Mineralstoffe aufzunehmen, die für unsere Gesundheit unerlässlich sind.

Blutzuckerspiegel: Regelmäßige Mahlzeiten helfen, den Blutzuckerspiegel stabil zu halten und Heißhunger oder Energielöcher zu vermeiden.

Sättigung: Mittag- und Abendessen tragen dazu bei, das Sättigungsgefühl zu unterstützen und übermäßiges Snacking zwischen den Mahlzeiten zu verhindern.

Soziale Interaktion: Diese Mahlzeiten können Gelegenheiten bieten, Zeit mit Familie, Freunden oder Kollegen zu verbringen und soziale Bindungen zu stärken.

Proteine und Vitamine, die du benötigst:

Proteine: Proteine sind wichtig für den Aufbau und die Reparatur von Geweben im Körper. Zu den besten veganen Proteinquellen gehören Hülsenfrüchte (Bohnen, Linsen, Kichererbsen), Tofu, Tempeh, Nüsse, Samen, Quinoa und Vollkornprodukte.

Vitamine: Achte auf eine ausreichende Zufuhr von Vitaminen, insbesondere Vitamin B12, Vitamin D, Vitamin C und Folsäure. Diese Vitamine sind wichtig für das Immunsystem, die Knochengesundheit und die allgemeine Gesundheit. Sie können aus angereicherten Lebensmitteln, Nahrungsergänzungsmitteln oder einer vielfältigen pflanzlichen Ernährung gewonnen werden.

Mineralstoffe: Mineralstoffe wie Kalzium, Eisen, Zink und Magnesium sind ebenfalls von Bedeutung. Diese sind in Lebensmitteln wie grünem Blattgemüse, Nüssen, Samen, Vollkornprodukten und Hülsenfrüchten vorhanden.

Ballaststoffe: Ballaststoffe sind wichtig für die Verdauung und können dazu beitragen, den Blutzuckerspiegel zu regulieren. Sie kommen in pflanzlichen Lebensmitteln wie Vollkornprodukten, Gemüse und Hülsenfrüchten vor.

Antioxidantien: Antioxidantien, die in Obst und Gemüse reichlich vorhanden sind, schützen unsere Zellen vor Schäden durch freie Radikale und sind wichtig für die allgemeine Gesundheit.

Das Mittagessen und das Abendessen sollten ausgewogene Mahlzeiten sein, die eine Vielzahl von Nährstoffen enthalten, um den Bedürfnissen deines Körpers gerecht zu werden. Eine abwechslungsreiche pflanzliche Ernährung, kombiniert mit einer sorgfältigen Planung, kann sicherstellen, dass du alle notwendigen Proteine und Vitamine erhältst. Wenn du spezifische Ernährungsbedenken hast, ist es ratsam, einen Ernährungsberater oder Arzt zu konsultieren, um sicherzustellen, dass deine Ernährung ausgewogen ist.

Bunte Gemüse-Nudelsuppe

Zutaten:

200 g Vollkornnudeln (oder eine Nudelsorte deiner Wahl)

1 Liter Gemüsebrühe

1 Zwiebel, gewürfelt

2 Karotten, in dünne Scheiben geschnitten

2 Selleriestangen, in dünne Scheiben geschnitten

1 rote Paprika, gewürfelt

1 kleine Zucchini, gewürfelt

1 Tasse Erbsen (frisch oder gefroren)

2 Knoblauchzehen, gehackt

1 Teelöffel Olivenöl

Salz und Pfeffer nach Geschmack

Frische Kräuter (z.B. Petersilie oder Schnittlauch) zum Garnieren (optional)

Anleitung:

Die Nudeln nach den Anweisungen auf der Verpackung kochen. Abgießen und beiseite stellen.In einem großen Topf das Olivenöl erhitzen. Die gewürfelte Zwiebel und den Knoblauch darin anbraten, bis sie weich sind.Füge die Karotten, Sellerie, Paprika und Zucchini hinzu und brate sie einige Minuten lang an, bis sie leicht gebräunt sind.Gieße die Gemüsebrühe in den Topf und bringe sie zum Kochen. Dann die Hitze reduzieren und die Suppe köcheln lassen, bis das Gemüse weich ist (normalerweise 10-15 Minuten).Die Erbsen hinzufügen und weitere 2-3 Minuten kochen, bis sie durchgewärmt sind.Die gekochten Nudeln zur Suppe geben und umrühren.Mit Salz und Pfeffer abschmecken.Die bunte Gemüse-Nudelsuppe in Schüsseln servieren und nach Belieben mit frischen Kräutern garnieren.

VEGANERfreundliches Gemüsecurry

Zutaten:

1 Tasse Basmatireis (oder eine Reissorte deiner Wahl)

1 Esslöffel Pflanzenöl

1 Zwiebel, gewürfelt

2 Knoblauchzehen, gehackt

1 Esslöffel Currypulver (oder mehr nach Geschmack)

400 ml Kokosmilch

2 Karotten, in dünne Scheiben geschnitten

1 rote Paprika, gewürfelt,1 kleine Brokkoli-Röschen

1 Dose Kichererbsen, abgetropft und gespült

Salz und Pfeffer nach Geschmack

Frischer Koriander oder Petersilie zum Garnieren (optional)

Anleitung:

Den Reis nach den Anweisungen auf der Verpackung kochen.

In einer großen Pfanne das Pflanzenöl erhitzen. Die gewürfelte Zwiebel und den Knoblauch darin anbraten, bis sie weich sind. Das Currypulver hinzufügen und kurz anrösten, bis es duftet. Die Karotten, Paprika und Brokkoli in die Pfanne geben und unter gelegentlichem Rühren anbraten, bis das Gemüse leicht gebräunt ist.

Die Kokosmilch hinzufügen und alles gut vermengen. Lass das Gemüse in der Kokosmilch köcheln, bis es gar ist (normalerweise 10-15 Minuten).Die Kichererbsen hinzufügen und weitere 2-3 Minuten kochen, bis sie durchgewärmt sind. Mit Salz und Pfeffer abschmecken. Das Gemüsecurry über dem Reis servieren und nach Belieben mit frischem Koriander oder Petersilie garnieren.

Diese beiden Rezepte sind lecker, gesund und einfach zuzubereiten. Sie sind perfekt für VEGANER und bieten eine gute Portion Gemüse in köstlichen Gerichten.

Gebackene Süßkartoffelnuggets

Zutaten:

Für die Süßkartoffelnuggets:

2 mittelgroße Süßkartoffeln, geschält und in Nugget-förmige Stücke geschnitten

2 Esslöffel Olivenöl

1 Teelöffel Paprikapulver

1 Teelöffel Knoblauchpulver

1 Teelöffel Zwiebelpulver

1/2 Teelöffel Salz

1/4 Teelöffel Pfeffer

Paniermehl (vegan)

Kochspray oder mehr Olivenöl zum Einfetten

Für die Dip-Sauce:

1/2 Tasse vegane Mayo

1 Esslöffel Ketchup

1 Teelöffel Senf

1 Teelöffel Ahornsirup

Anleitung:

Den Ofen auf 220 Grad Celsius vorheizen und ein Backblech mit Backpapier auslegen.

Die Süßkartoffelnuggets in eine große Schüssel geben und mit Olivenöl, Paprikapulver, Knoblauchpulver, Zwiebelpulver, Salz und Pfeffer vermengen, bis die Nuggets gut gewürzt sind.

Die Paniermehl in eine separate flache Schüssel geben.

Jede Süßkartoffelnugget erst in der Paniermehl wenden, dann auf das vorbereitete Backblech legen.

Die Nuggets großzügig mit Kochspray besprühen oder mit mehr Olivenöl bestreichen, um sie knusprig zu machen.

Die Nuggets etwa 20-25 Minuten im Ofen backen, bis sie goldbraun und knusprig sind.

Während die Nuggets backen, die Dip-Sauce zubereiten, indem du vegane Mayo, Ketchup, Senf und Ahornsirup in einer kleinen Schüssel vermischst.

Die gebackenen Süßkartoffelnuggets mit der Dip-Sauce servieren und genießen!

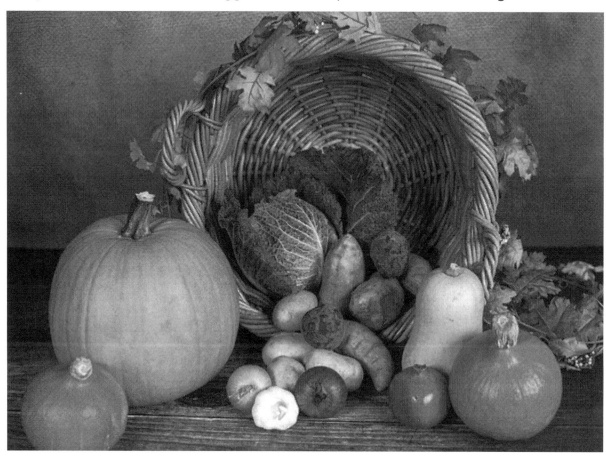

Vegane Spaghetti Bolognese

Zutaten:

200 g Vollkorn-Spaghetti (oder eine glutenfreie Alternative)

1 Esslöffel Olivenöl

1 Zwiebel, gewürfelt,1 Selleriestange, gewürfelt

2 Knoblauchzehen, gehackt,1 Karotte, gewürfelt

1 rote Paprika, gewürfelt,1 Dose (400 g) gewürfelte Tomaten

1 Teelöffel getrocknetes Basilikum,1 Teelöffel getrockneter Oregano

Salz und Pfeffer nach Geschmack

1 Tasse Linsen (gekocht oder aus der Dose)

Frisches Basilikum oder Petersilie zum Garnieren (optional)

Anleitung:

Die Spaghetti nach den Anweisungen auf der Verpackung kochen. Abgießen und beiseite stellen. In einer großen Pfanne das Olivenöl erhitzen. Die gewürfelte Zwiebel und den Knoblauch darin anbraten, bis sie weich sind.

Füge die gewürfelte Karotte, Sellerie und rote Paprika hinzu und brate sie einige Minuten lang an, bis sie weich sind. Die gewürfelten Tomaten, getrocknetes Basilikum, getrockneten Oregano, Salz und Pfeffer hinzufügen. Die Sauce köcheln lassen, bis sie etwas eingedickt ist (normalerweise 10-15 Minuten).

Die gekochten Linsen hinzufügen und weitere 2-3 Minuten kochen, bis sie durchgewärmt sind. Die vegane Bolognese-Sauce über die gekochten Spaghetti gießen und mit frischem Basilikum oder Petersilie garnieren, wenn gewünscht.

Dies sind zwei köstliche vegane Gerichte, die sowohl gesund als auch geschmackvoll sind. Die gebackenen Süßkartoffelnuggets sind perfekt für Snacks oder als Beilage, während die vegane Spaghetti Bolognese ein herzhaftes Hauptgericht ist.

Knusprige Tofu-Tacos

Zutaten:

Für den knusprigen Tofu:

1 Block fester Tofu, gepresst und in kleine Würfel geschnitten

2 Esslöffel Pflanzenöl

1 Teelöffel Paprikapulver

1 Teelöffel Kreuzkümmel

1/2 Teelöffel Knoblauchpulver

1/2 Teelöffel Zwiebelpulver

Salz und Pfeffer nach Geschmack

Für die Tofu-Marinade:

2 Esslöffel Sojasauce

1 Esslöffel Ahornsirup oder Agavendicksaft

1 Teelöffel Sriracha oder scharfe Soße (optional)

Für die Taco-Füllung:

8 kleine Tortillas (vegan)

1 Tasse gehackter frischer Salat (z.B. Eisbergsalat oder Römersalat)

1 Tomate, gewürfelt

1/2 rote Zwiebel, gewürfelt

Veganer Sauerrahm oder veganes Joghurt als Topping (optional)

Frischer Koriander oder Petersilie zum Garnieren (optional)

Limettenspalten zum Servieren

Anleitung:

Den Tofu in Würfel schneiden und in einer Schüssel mit Pflanzenöl, Paprikapulver, Kreuzkümmel, Knoblauchpulver, Salz und Pfeffer vermengen.

In einer separaten kleinen Schüssel die Sojasauce, Ahornsirup oder Agavendicksaft und Sriracha (wenn du es würziger magst) vermengen, um die Marinade herzustellen.

Den Tofu in die Marinade tauchen und sicherstellen, dass die Würfel gut überzogen sind. Lasse den Tofu etwa 10 Minuten in der Marinade ziehen.

Den Tofu in einer Pfanne bei mittlerer Hitze braten, bis er knusprig und goldbraun ist. Dies dauert normalerweise etwa 5-7 Minuten pro Seite.

Die Tortillas leicht erwärmen, entweder in einer Pfanne oder in der Mikrowelle.

Fülle jede Tortilla mit knusprigem Tofu, gehacktem Salat, gewürfelter Tomate und gewürfelter roter Zwiebel.

Wenn gewünscht, kannst du vegane Sauerrahm oder veganes Joghurt als Topping hinzufügen und mit frischem Koriander oder Petersilie garnieren.

Serviere die knusprigen Tofu-Tacos mit Limettenspalten, die über die Füllung gespritzt werden können, um einen frischen Geschmack hinzuzufügen.

Diese knusprigen Tofu-Tacos sind ein leckeres und proteinreiches veganes Gericht, das du nach Belieben anpassen kannst, indem du verschiedene Toppings und Gewürze verwendest. Genieße sie als herzhafte Mahlzeit zu Mittag oder Abendessen!

Quinoa-Salat mit geröstetem Gemüse

Zutaten:

1 Tasse Quinoa

2 Tassen Wasser

Gemüse deiner Wahl (z.B. Paprika, Zucchini, Kirschtomaten, Aubergine)

2 Esslöffel Olivenöl

Salz und Pfeffer nach Geschmack

1/4 Tasse gehackte frische Petersilie oder Koriander

Saft von 1 Zitrone

Veganer Feta-Käse (optional)

Anleitung:

Quinoa in einem Sieb gründlich abspülen. Dann in einem Topf mit 2 Tassen Wasser zum Kochen bringen. Die Hitze reduzieren und 15-20 Minuten köcheln lassen, bis das Wasser aufgenommen wurde. Vom Herd nehmen und abkühlen lassen.

Das Gemüse nach Belieben in Würfel schneiden, mit Olivenöl, Salz und Pfeffer vermengen und auf einem Backblech verteilen. Röste das Gemüse im vorgeheizten Ofen bei 200 Grad Celsius etwa 20-25 Minuten lang, bis es leicht gebräunt ist.

Die abgekühlte Quinoa in eine große Schüssel geben und das geröstete Gemüse hinzufügen.

Die gehackte Petersilie oder Koriander, Zitronensaft und optional veganen Feta-Käse hinzufügen. Alles gut vermengen.

Mit zusätzlichem Zitronensaft, Salz und Pfeffer abschmecken. Der Quinoa-Salat kann warm oder kalt serviert werden.

Vegane Burrito-Schalen

Zutaten:

4 Burrito-Schalen oder Tortillas

1 Tasse gekochter Reis

1 Dose schwarze Bohnen, abgetropft und gespült

1 Tasse gehacktes Gemüse (z.B. Paprika, Zwiebeln, Mais)

Guacamole

Salsa

Veganer Käse (optional)

Frischer Koriander zum Garnieren (optional)

Anleitung:

Erwärme die Burrito-Schalen oder Tortillas gemäß den Anweisungen auf der Verpackung.

In jede Schale oder Tortilla eine Portion Reis, schwarze Bohnen und gehacktes Gemüse geben.

Nach Belieben Guacamole, Salsa und veganen Käse hinzufügen.

Die Burrito-Schalen aufrollen und mit frischem Koriander garnieren, wenn gewünscht.

Gebratener Tofu mit Brokkoli und Erdnusssauce

Zutaten:

1 Block fester Tofu, in Würfel geschnitten

2 Tassen Brokkoliröschen,2 Esslöffel Pflanzenöl

Salz und Pfeffer nach Geschmack

Für die Erdnusssauce:

1/4 Tasse Erdnussbutter

2 Esslöffel Sojasauce, 1 Esslöffel Reisessig

2 Esslöffel Ahornsirup oder Agavendicksaft

1 Teelöffel geriebener frischer Ingwer

1 Knoblauchzehe, gehackt

Eine Prise Cayennepfeffer (optional)

Wasser, um die Sauce zu verdünnen

Anleitung:

Den Tofu in einer Pfanne mit Pflanzenöl bei mittlerer Hitze anbraten, bis er goldbraun und knusprig ist. Aus der Pfanne nehmen und beiseite stellen.

Die Brokkoliröschen in derselben Pfanne anbraten, bis sie weich und leicht gebräunt sind. Mit Salz und Pfeffer würzen.In einer kleinen Schüssel alle Zutaten für die Erdnusssauce vermengen und nach Bedarf mit Wasser verdünnen, um die gewünschte Konsistenz zu erreichen.

Den gebratenen Tofu und Brokkoli in die Erdnusssauce geben und alles gut vermengen. Das Gericht heiß servieren und nach Belieben mit zusätzlicher Erdnusssauce garnieren.

Rezepte für großen Hunger

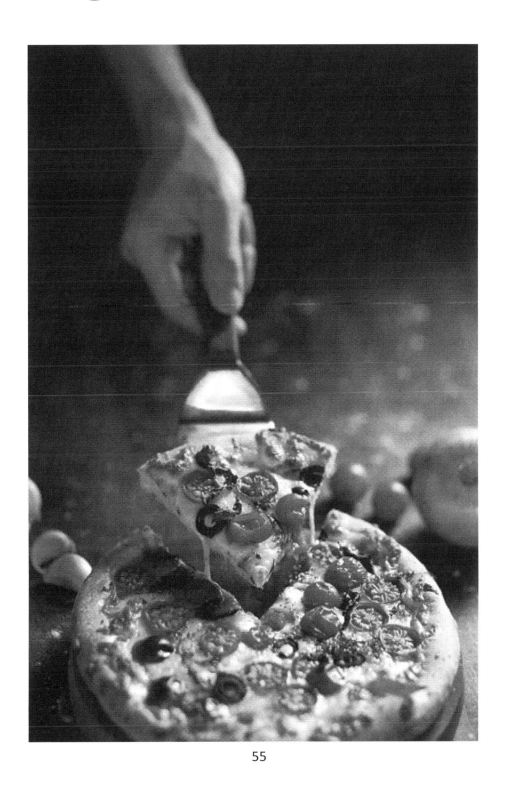

Veganes Chili sin Carne

Zutaten:

1 Tasse braune oder grüne Linsen, gekocht

1 Dose (400 g) Kidneybohnen, abgetropft und gespült

1 Dose (400 g) gewürfelte Tomaten

1 Zwiebel, gewürfelt

2 Knoblauchzehen, gehackt

1 Paprika, gewürfelt

2 Teelöffel Chilipulver (oder nach Geschmack)

1 Teelöffel Kreuzkümmel

Salz und Pfeffer nach Geschmack

2 Esslöffel Pflanzenöl

Frischer Koriander oder Petersilie zum Garnieren (optional)

Anleitung:

In einem großen Topf das Pflanzenöl erhitzen und die gewürfelte Zwiebel und den Knoblauch darin anbraten, bis sie weich sind.

Die Paprika hinzufügen und weiterbraten, bis sie weich werden.

Füge das Chilipulver und Kreuzkümmel hinzu und röste sie kurz an, bis sie duften.

Die gewürfelten Tomaten, Linsen und Kidneybohnen hinzufügen. Mit Salz und Pfeffer würzen.

Das Chili bei mittlerer Hitze köcheln lassen, bis es gut erhitzt und die Aromen verschmolzen sind (normalerweise 15-20 Minuten).

Das vegane Chili sin Carne heiß servieren und nach Belieben mit frischem Koriander oder Petersilie garnieren. Dazu passen Reis oder Tortilla-Chips.

Vegane Kichererbsen-Curry

Zutaten:

2 Dosen (je 400 g) Kichererbsen, abgetropft und gespült

1 Dose (400 ml) Kokosmilch

1 Zwiebel, gewürfelt

2 Knoblauchzehen, gehackt

1 Esslöffel Pflanzenöl

1 Esslöffel Currypulver (oder nach Geschmack)

1 Teelöffel Kreuzkümmel

1 Teelöffel Kurkuma

Salz und Pfeffer nach Geschmack

Frischer Koriander zum Garnieren (optional)

Gekochter Reis oder Naan-Brot zum Servieren

Anleitung:

In einem großen Topf das Pflanzenöl erhitzen und die gewürfelte Zwiebel und den gehackten Knoblauch darin anbraten, bis sie weich sind.

Das Currypulver, Kreuzkümmel und Kurkuma hinzufügen und kurz anrösten, bis sie duften.

Die abgetropften Kichererbsen und die Kokosmilch hinzufügen. Mit Salz und Pfeffer würzen.

Das Curry bei mittlerer Hitze köcheln lassen, bis es gut erhitzt und die Aromen verschmolzen sind (normalerweise 10-15 Minuten).

Das vegane Kichererbsen-Curry heiß servieren, mit frischem Koriander garnieren und mit Reis oder Naan-Brot genießen.

Vegane Kartoffel-Linsen-Suppe

Zutaten:

4 große Kartoffeln, geschält und gewürfelt

1 Tasse grüne oder braune Linsen, gewaschen

1 Zwiebel, gewürfelt

2 Knoblauchzehen, gehackt

1 Teelöffel Kreuzkümmel

1 Teelöffel Paprikapulver

8 Tassen Gemüsebrühe

Salz und Pfeffer nach Geschmack

2 Esslöffel Pflanzenöl

Frischer Schnittlauch oder Petersilie zum Garnieren (optional)

Anleitung:

In einem großen Topf das Pflanzenöl erhitzen und die gewürfelte Zwiebel und den gehackten Knoblauch darin anbraten, bis sie weich sind.

Den Kreuzkümmel und Paprikapulver hinzufügen und kurz anrösten, bis sie duften.

Die gewürfelten Kartoffeln und gewaschenen Linsen hinzufügen.

Die Gemüsebrühe hinzufügen und alles gut vermengen. Mit Salz und Pfeffer würzen.

Die Suppe zum Kochen bringen und dann die Hitze reduzieren. Die Suppe köcheln lassen, bis die Kartoffeln und Linsen weich sind (normalerweise 20-25 Minuten).

Die vegane Kartoffel-Linsen-Suppe heiß servieren und nach Belieben mit frischem Schnittlauch oder Petersilie garnieren.

Diese Rezepte sind herzhaft und sättigend und eignen sich perfekt für große Hungerattacken. Genieße sie als Hauptmahlzeit und werde gut gestärkt!

Beilagen & Dips

Das Kitchen Team legt großen Wert auf vielfältige und geschmackvolle Beilagen und Dips, um die Mahlzeiten noch köstlicher zu gestalten. Hier sind einige Ansichten und Herangehensweisen, die das Team bei der Zubereitung von Beilagen und Dips bevorzugt:

Frische Zutaten: Das Team bevorzugt frische, saisonale Zutaten, um die Beilagen und Dips mit natürlichen Aromen und Farben zu bereichern. Die Verwendung von frischem Gemüse, Kräutern und Gewürzen steht im Vordergrund.

Geschmack und Vielfalt: Die Beilagen und Dips sollen nicht nur als Begleiter dienen, sondern auch für sich alleine genossen werden können. Das Team kombiniert verschiedene Geschmacksrichtungen und Texturen, um ein ausgewogenes Geschmackserlebnis zu bieten.

Gesundheitliche Aspekte: Das Team achtet darauf, dass die Beilagen und Dips nährstoffreich sind. Sie verwenden oft gesunde Fette wie Olivenöl oder Avocado und bevorzugen Vollkorn- und glutenfreie Optionen, um den Bedürfnissen verschiedener Ernährungspräferenzen gerecht zu werden.

Kreativität: Das Kitchen Team scheut sich nicht vor kreativen Experimenten. Sie mögen es, klassische Rezepte neu zu interpretieren und innovative Kombinationen von Aromen und Texturen zu erkunden.

Anpassungsfähigkeit: Die Beilagen und Dips sollen vielseitig sein und sich leicht in verschiedene Mahlzeiten einfügen lassen. Das Team erstellt oft Rezepte, die sowohl zu Hauptgerichten als auch zu Snacks oder Fingerfood passen.

Geselligkeit: Beilagen und Dips fördern oft das Teilen und die soziale Interaktion beim Essen. Das Team betrachtet sie als eine Gelegenheit, gemeinsame Mahlzeiten zu bereichern und das gemeinsame Erlebnis zu stärken.

Insgesamt ist die Philosophie des Kitchen Teams bei der Zubereitung von Beilagen und Dips geprägt von Qualität, Vielfalt und Kreativität, um eine Palette von leckeren und gesunden Optionen anzubieten, die das Essen zu einem besonderen Genuss machen.

Hier sind die Rezepte für "Kartoffel-Püree mit veganer Butter", "Blumenkohl-Wings mit BBQ-Dip" und "Zucchini-Nudeln mit Pesto"

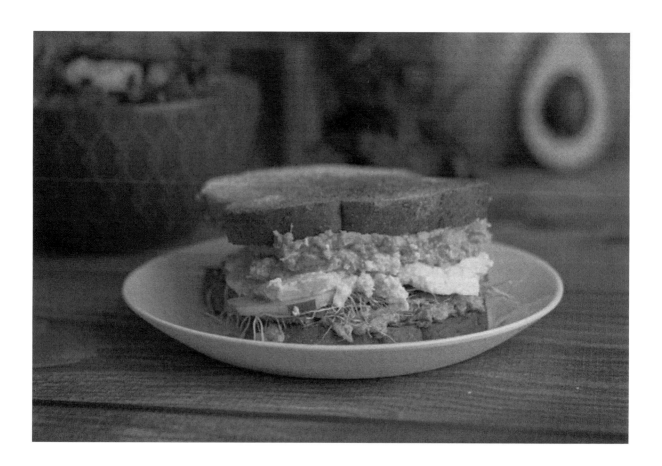

Kartoffel-Püree mit veganer Butter:

Zutaten:

4 große Kartoffeln, geschält und gewürfelt

1/2 Tasse ungesüßte Mandelmilch (oder eine andere pflanzliche Milch)

3 Esslöffel vegane Butter

Salz und Pfeffer nach Geschmack

Frische Petersilie oder Schnittlauch zum Garnieren (optional)

Anleitung:

Die gewürfelten Kartoffeln in einen großen Topf geben und mit Wasser bedecken. Zum Kochen bringen und dann bei mittlerer Hitze köcheln lassen, bis die Kartoffeln weich sind (normalerweise 15-20 Minuten).

Die gekochten Kartoffeln abgießen und zurück in den Topf geben.

Die vegane Butter und Mandelmilch hinzufügen.

Mit einem Kartoffelstampfer oder einem Pürierstab die Kartoffeln, vegane Butter und Mandelmilch zu einem glatten Püree verarbeiten.

Mit Salz und Pfeffer nach Geschmack würzen.

Das Kartoffel-Püree in eine Servierschüssel geben, mit frischer Petersilie oder Schnittlauch garnieren (falls gewünscht) und mit einer zusätzlichen Scheibe veganer Butter servieren.

Blumenkohl-Wings mit BBQ-Dip:

Zutaten für die Blumenkohl-Wings:

1 Blumenkohlkopf, in kleine Röschen geschnitten

1 Tasse Panko-Brotkrumen (vegan)

1 Teelöffel Knoblauchpulver

1 Teelöffel Zwiebelpulver

1 Teelöffel Paprikapulver

Salz und Pfeffer nach Geschmack

Pflanzenöl zum Braten

Zutaten für den BBQ-Dip:

1/2 Tasse vegane BBQ-Sauce

1/4 Tasse vegane Mayonnaise

1 Esslöffel Ahornsirup oder Agavendicksaft

Anleitung:

Die Blumenkohlröschen in kochendem Wasser etwa 5 Minuten blanchieren. Abgießen und abkühlen lassen.

In einer Schüssel die Panko-Brotkrumen mit Knoblauchpulver, Zwiebelpulver, Paprikapulver, Salz und Pfeffer vermengen.

Die Blumenkohlröschen in der Paniermischung wenden, bis sie gut bedeckt sind.

Die panierten Blumenkohl-Wings in einer Pfanne mit Pflanzenöl bei mittlerer Hitze goldbraun und knusprig braten.

Währenddessen alle Zutaten für den BBQ-Dip vermengen.

Die gebratenen Blumenkohl-Wings mit dem BBQ-Dip servieren.

Zucchini-Nudeln mit Pesto:

Zutaten:

3 mittelgroße Zucchinis

1 Tasse frisches Basilikum

1/2 Tasse Pinienkerne

2 Knoblauchzehen, gehackt

1/2 Tasse Olivenöl

1/2 Tasse veganer Parmesan oder Hefeflocken

Saft einer Zitrone

Salz und Pfeffer nach Geschmack

Cherrytomaten zum Garnieren (optional)

Anleitung:

Die Zucchinis mit einem Spiralschneider in Nudeln schneiden.

In einem Mixer das frische Basilikum, Pinienkerne, gehackten Knoblauch, Olivenöl, veganen Parmesan oder Hefeflocken, Zitronensaft, Salz und Pfeffer zu einem Pesto verarbeiten.

Die Zucchininudeln in eine große Schüssel geben und das Pesto darüber gießen.

Alles gut vermengen, bis die Zucchininudeln gleichmäßig mit Pesto überzogen sind.

Mit Cherrytomaten garnieren, falls gewünscht.

Diese drei Rezepte sind nicht nur lecker, sondern auch vegan und bieten eine Menge Geschmack und Vielfalt auf dem Teller. Guten Appetit!

Brokkoli-Käse-Nuggets:

Zutaten:

2 Tassen frischer Brokkoli, fein gehackt

1 Tasse pflanzlicher Cheddar-Käse, gerieben

1/2 Tasse Paniermehl (vegan)

1/4 Tasse veganer Parmesan oder Hefeflocken

1 Knoblauchzehe, gehackt

1 Teelöffel Paprikapulver

Salz und Pfeffer nach Geschmack

2 Esslöffel pflanzliche Milch (z.B. Mandelmilch)

1/4 Tasse Mehl (z.B. Kichererbsenmehl) zum Binden

Pflanzenöl zum Braten

Anleitung:

In einer großen Schüssel den gehackten Brokkoli, veganen Cheddar-Käse, Paniermehl, veganen Parmesan, gehackten Knoblauch, Paprikapulver, Salz und Pfeffer vermengen.

Die pflanzliche Milch hinzufügen und erneut vermengen. Dadurch wird die Mischung klebrig.

Das Mehl hinzufügen und gut unterrühren, um die Mischung weiter zu binden.

Aus der Mischung kleine Nuggets oder Patties formen.

In einer Pfanne Pflanzenöl erhitzen und die Brokkoli-Käse-Nuggets bei mittlerer Hitze von beiden Seiten goldbraun braten.

Auf Papiertüchern abtropfen lassen, um überschüssiges Öl zu entfernen.

Die Brokkoli-Käse-Nuggets heiß servieren. Sie sind ein köstlicher Snack oder eine Beilage.

Knusprige Kartoffel-Schnitze:

Zutaten:

4 große Kartoffeln, gewaschen und in Schnitze geschnitten

2 Esslöffel Olivenöl

1 Teelöffel Paprikapulver

1 Teelöffel Knoblauchpulver

1 Teelöffel Zwiebelpulver

Salz und Pfeffer nach Geschmack

Frische Petersilie oder Rosmarin zum Garnieren (optional)

Anleitung:

Den Ofen auf 220 Grad Celsius vorheizen und ein Backblech mit Backpapier auslegen.

Die Kartoffelschnitze in eine große Schüssel geben und mit Olivenöl, Paprikapulver, Knoblauchpulver, Zwiebelpulver, Salz und Pfeffer vermengen, bis die Kartoffeln gut gewürzt sind.

Die gewürzten Kartoffelschnitze auf dem vorbereiteten Backblech ausbreiten.

Die Kartoffeln etwa 25-30 Minuten im Ofen backen, bis sie goldbraun und knusprig sind. Während des Backens gelegentlich wenden, um sicherzustellen, dass sie gleichmäßig bräunen.

Die knusprigen Kartoffel-Schnitze aus dem Ofen nehmen, mit frischer Petersilie oder Rosmarin garnieren (falls gewünscht) und heiß servieren. Sie sind eine köstliche Beilage zu vielen Gerichten.

Diese beiden Rezepte sind sowohl lecker als auch einfach zuzubereiten. Genieße die Brokkoli-Käse-Nuggets als Snack oder Beilage und die knusprigen Kartoffel-Schnitze als herzhafte Beilage zu deinen Lieblingsgerichten. Guten Appetit!

Kreative VEGANER-Sandwiches

Kreative VEGANER-Sandwiches sind eine unterhaltsame und schmackhafte Möglichkeit, VEGANERn eine abwechslungsreiche und ausgewogene Ernährung zu bieten. Diese Sandwiches bieten nicht nur Geschmackserlebnisse, sondern können auch gesunde Zutaten enthalten, die den Nährstoffbedarf von heranwachsenden Jugendlichen decken. Die Vielfalt an Brotsorten, Belägen und Saucen ermöglicht es VEGANERn, ihre eigenen individuellen Kreationen zu gestalten und ihre kulinarische Kreativität zu entfalten. Von vegetarischen oder veganen Optionen bis hin zu Fleisch- und Fischbelägen gibt es zahlreiche Möglichkeiten, VEGANER-Sandwiches nach ihrem Geschmack anzupassen. Mit frischem Gemüse, Gewürzen und Saucen können sie einzigartige Geschmackskombinationen kreieren und gleichzeitig wichtige Nährstoffe aufnehmen. Kreative VEGANER-Sandwiches eignen sich perfekt für Schulmahlzeiten, Picknicks oder als schnelle und gesunde Option für unterwegs.

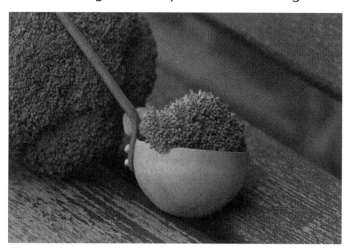

Vegane BLT-Sandwiches:

Zutaten:

8 Scheiben Vollkornbrot (vegan)

1 Packung veganer Bacon (z.B. aus Tempeh oder Seitan)

2 Tomaten, in Scheiben geschnitten

Blattsalat oder Babyspinat

Vegane Mayonnaise

Senf (optional)

Salz und Pfeffer nach Geschmack

Anleitung:

Den veganen Bacon gemäß den Anweisungen auf der Verpackung braten, bis er knusprig ist.

Die Vollkornbrotscheiben toasten.

Auf jede Brotscheibe vegane Mayonnaise und Senf nach Geschmack verteilen.

Auf vier der Brotscheiben eine Schicht Blattsalat oder Babyspinat legen.

Legen Sie dann die knusprigen veganen Bacon-Scheiben auf den Salat.

Die Tomatenscheiben gleichmäßig auf den Bacon legen und mit Salz und Pfeffer würzen.

Die restlichen vier Brotscheiben als Deckel auflegen.

Die Vegane BLT-Sandwiches in der Mitte schneiden und servieren. Sie können sie auch in Papiertücher einwickeln und unterwegs genießen.

Erdnussbutter-Bananen-Sandwiches:

Zutaten:

8 Scheiben Vollkornbrot (vegan)

1 Banane, in dünne Scheiben geschnitten

4 Esslöffel cremige Erdnussbutter (vegan)

2 Teelöffel Ahornsirup oder Agavendicksaft (optional)

Anleitung:

Die Vollkornbrotscheiben toasten, falls gewünscht.

Auf vier der Brotscheiben die Erdnussbutter großzügig verteilen.

Die Bananenscheiben gleichmäßig auf die Erdnussbutter legen.

Falls gewünscht, träufeln Sie etwas Ahornsirup oder Agavendicksaft über die Bananenscheiben.

Die restlichen vier Brotscheiben als Deckel auflegen.

Die Erdnussbutter-Bananen-Sandwiches in der Mitte schneiden und servieren. Sie sind eine süße und nahrhafte Leckerei.

Veganes "Ei"-Salat-Sandwich:

Zutaten:

Für den veganen "Ei"-Salat:

1 Block festen Tofu, gepresst und zerbröckelt

2 Esslöffel vegane Mayonnaise

1 Teelöffel Dijon-Senf

1 Teelöffel Kurkuma (für die gelbe Farbe)

1 Teelöffel Paprikapulver

Salz und Pfeffer nach Geschmack

Frischer Schnittlauch oder Frühlingszwiebeln, fein gehackt

Für das Sandwich:

8 Scheiben Vollkornbrot (vegan)

Blattsalat oder Babyspinat

Tomatenscheiben

Rote Zwiebelringe (optional)

Anleitung:

In einer Schüssel den zerbröckelten Tofu, vegane Mayonnaise, Dijon-Senf, Kurkuma, Paprikapulver, Salz, Pfeffer und gehackten Schnittlauch vermengen, um den veganen "Ei"-Salat herzustellen.

Die Vollkornbrotscheiben toasten, falls gewünscht.

Auf vier der Brotscheiben eine Schicht Blattsalat oder Babyspinat legen.

Verteilen Sie den veganen "Ei"-Salat großzügig auf dem Gemüse.

Legen Sie Tomatenscheiben und Zwiebelringe (falls gewünscht) auf den "Ei"-Salat.

Die restlichen vier Brotscheiben als Deckel auflegen.

Die Veganes "Ei"-Salat-Sandwiches in der Mitte schneiden und servieren. Sie sind ein herzhaftes und zufriedenstellendes Sandwich für unterwegs oder als Mittagessen.

Diese drei Sandwich-Rezepte sind vielseitig, lecker und vegan-freundlich. Sie eignen sich perfekt als schnelle Mahlzeit für VEGANER oder für jeden, der köstliche, fleischlose Optionen sucht.

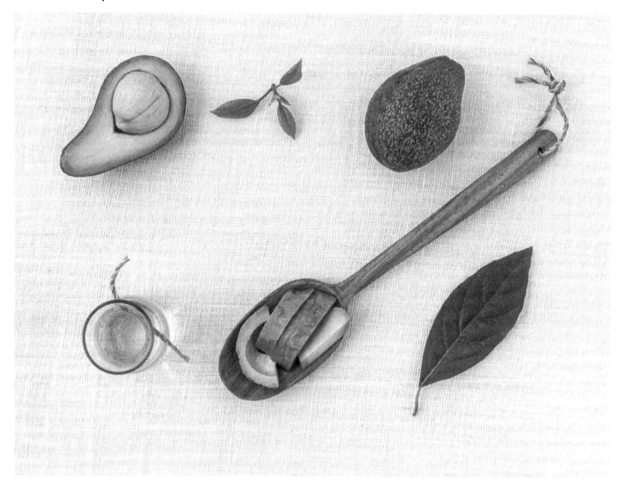

Hummus und Gemüse Wraps:

Zutaten:

Tortilla-Wraps (vegan)

Hummus (vegan)

Blattsalat

Gurkenscheiben

Tomatenscheiben

Paprikastreifen

Rote Zwiebelringe

Oliven (optional)

Salz und Pfeffer nach Geschmack

Frische Kräuter (z.B. Petersilie oder Koriander, optional)

Anleitung:

Die Tortilla-Wraps leicht erwärmen, um sie geschmeidiger zu machen.

Einen großzügigen Löffel Hummus auf jeden Tortilla-Wrap streichen.

Auf jeden Wrap eine Schicht Blattsalat legen.

Legen Sie dann Gurkenscheiben, Tomatenscheiben, Paprikastreifen und rote Zwiebelringe auf den Salat.

Falls gewünscht, fügen Sie einige Oliven hinzu.

Mit Salz und Pfeffer nach Geschmack würzen und mit frischen Kräutern garnieren.

Die Wraps fest aufrollen und in der Mitte schneiden. Sie sind bereit, serviert zu werden.

Pflanzenbasierte "Chicken" Salad-Sandwiches:

Zutaten:

Für den pflanzenbasierten "Chicken" Salad:

1 Packung pflanzenbasiertes Hühnchen (z.B. aus Soja oder Seitan), gewürfelt

1/2 Tasse vegane Mayonnaise

2 Esslöffel Dijon-Senf

1 Teelöffel Zitronensaft

1/4 Tasse Sellerie, fein gewürfelt

1/4 Tasse rote Zwiebel, fein gewürfelt

Salz und Pfeffer nach Geschmack

Frische Petersilie oder Dill, gehackt (optional)

Für das Sandwich:

8 Scheiben Vollkornbrot (vegan)

Blattsalat oder Babyspinat

Tomatenscheiben

Rote Zwiebelringe (optional)

Anleitung:

In einer Schüssel das pflanzenbasierte Hühnchen, vegane Mayonnaise, Dijon-Senf, Zitronensaft, Sellerie und rote Zwiebel vermengen, um den pflanzenbasierten "Chicken" Salad herzustellen. Mit Salz und Pfeffer nach Geschmack würzen. Optional gehackte frische Kräuter hinzufügen.

Die Vollkornbrotscheiben toasten, falls gewünscht.

Auf vier der Brotscheiben eine Schicht Blattsalat oder Babyspinat legen.

Verteilen Sie den pflanzenbasierten "Chicken" Salad großzügig auf dem Gemüse.

Legen Sie Tomatenscheiben und Zwiebelringe (falls gewünscht) auf den "Chicken" Salad.

Die restlichen vier Brotscheiben als Deckel auflegen.

Die pflanzenbasierten "Chicken" Salad-Sandwiches in der Mitte schneiden und servieren. Genießen Sie dieses herzhafte und befriedigende Sandwich.

Diese beiden Rezepte bieten köstliche, pflanzliche Alternativen zu klassischen Sandwiches und Wraps. Sie sind einfach zuzubereiten und eignen sich hervorragend für eine schnelle Mahlzeit oder ein Mittagessen für unterwegs.

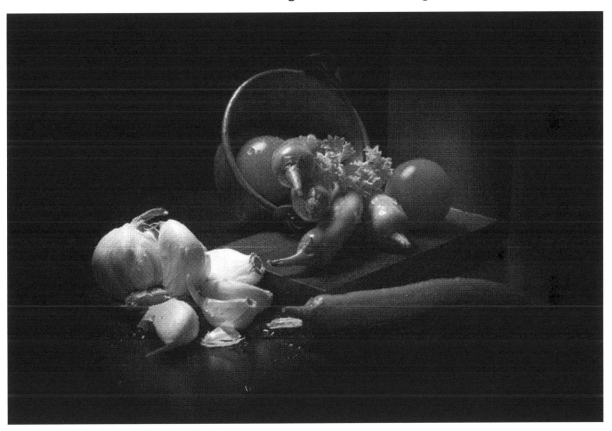

Süße Leckereien

Das Young Kitchen Team und die Suche nach den besten veganen Rezepten

In der heutigen Welt, in der die Ernährung immer vielfältiger und bewusster wird, hat sich das Young Kitchen Team auf eine Reise begeben, um die besten veganen Rezepte zu entdecken und zu kreieren. Diese Reise war nicht nur eine kulinarische Entdeckung, sondern auch eine Reise der Selbstfindung und des bewussten Lebensstils.

Die Idee, nach den besten veganen Rezepten zu suchen, entstand aus dem Wunsch des Young Kitchen Teams, eine gesunde, nachhaltige und tierfreundliche Ernährung zu fördern. Veganismus ist nicht nur eine Ernährungsweise, sondern auch eine Lebensphilosophie, die den Respekt vor Tieren und der Umwelt betont. Das Team wollte nicht nur köstliche vegane Gerichte genießen, sondern auch anderen Menschen zeigen, wie vielfältig, lecker und befriedigend die pflanzliche Ernährung sein kann.

Die Reise begann in den eigenen Küchen der Teammitglieder, wo sie begannen, einfache und leckere vegane Gerichte zuzubereiten. Dies war der Anfang einer aufregenden kulinarischen Reise, die sie um die ganze Welt führen sollte. Das Team war fest entschlossen, die Vielfalt der veganen Küche zu erkunden, von den Aromen Asiens bis zu den traditionellen Geschmacksrichtungen des Mittelmeers.

Die Suche nach den besten veganen Rezepten führte das Team zu verschiedenen Orten auf der Welt. In Thailand probierten sie köstliche vegane Currys und exotische Früchte, die ihre Sinne begeisterten. In Italien entdeckten sie die Magie von hausgemachten veganen Pastagerichten und aromatischen Saucen. In Indien tauchten sie ein in die Welt der würzigen Gewürze und vielfältigen veganen Gerichte wie Dal und Aloo Gobi.

Während ihrer Reisen lernte das Team auch von den Einheimischen, die ihr Wissen über traditionelle pflanzliche Gerichte teilten. Sie erfuhren von den gesundheitlichen Vorteilen einer veganen Ernährung und wie diese den Planeten schützen kann. Diese Begegnungen inspirierten das Team, ihre Rezepte weiter zu verfeinern und ein tieferes Verständnis für die veganen Prinzipien zu entwickeln.

Die Suche nach den besten veganen Rezepten war jedoch nicht nur eine Reise zu fernen Orten, sondern auch eine Reise zu den Wurzeln der pflanzlichen Ernährung. Das Team begann, lokale Bauernmärkte zu besuchen und sich mit den Grundnahrungsmitteln vertraut zu machen, die die Grundlage einer veganen Ernährung bilden. Sie lernten, wie man saisonale Zutaten verwendet und nachhaltige Praktiken in die Küche integriert.

Während ihrer Reise entwickelte das Young Kitchen Team eine Leidenschaft für die Kreativität in der veganen Küche. Sie experimentierten mit verschiedenen Texturen, Geschmacksrichtungen und Techniken, um innovative und dennoch zugängliche Rezepte zu entwickeln. Sie entdeckten, dass die veganen Möglichkeiten grenzenlos waren und dass sie traditionelle Tierprodukte leicht durch pflanzliche Alternativen ersetzen konnten.

Eine wichtige Erkenntnis, die das Team während seiner Reise gewonnen hat, ist die Bedeutung der Gemeinschaft. Sie trafen Menschen, die ihre Leidenschaft für veganes Kochen teilten, und wurden Teil einer wachsenden globalen Gemeinschaft von Veganern und Umweltbewussten. Diese Gemeinschaft inspirierte sie, ihre Rezepte und Erkenntnisse zu teilen und andere dazu zu ermutigen, den veganen Lebensstil auszuprobieren.

Heute, nach vielen Jahren der Suche nach den besten veganen Rezepten, hat das Young Kitchen Team eine Fülle von köstlichen und gesunden veganen Gerichten entwickelt. Diese reichen von herzhaften Hauptgerichten bis zu süßen Leckereien und Desserts. Sie haben ein veganes Kochbuch für Kinder mit über 200 Rezepten erstellt, um Eltern und Kindern zu helfen, eine gesunde, tierfreundliche Ernährung zu genießen.

Die Suche nach den besten veganen Rezepten war nicht nur eine kulinarische Reise, sondern auch eine Reise der Selbstentdeckung und des Bewusstseins für die Umwelt. Das Young Kitchen Team hat gelernt, dass eine pflanzliche Ernährung nicht nur köstlich, sondern auch nachhaltig und gesund sein kann. Sie hoffen, dass ihre Rezepte Menschen auf der ganzen Welt dazu inspirieren werden, die veganen Möglichkeiten zu erkunden und einen positiven Beitrag zur Gesundheit des Planeten zu leisten.

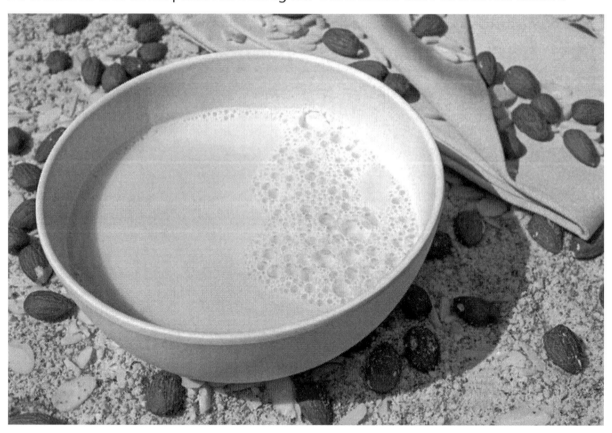

Vegane Schokoladenpfannkuchen:

Zutaten:

1 Tasse Mehl (z.B. Weizenmehl oder Vollkornmehl)

2 Esslöffel Kakaopulver

2 Esslöffel Zucker (vegan)

2 Teelöffel Backpulver

1 Prise Salz

1 Tasse pflanzliche Milch (z.B. Mandelmilch)

2 Esslöffel Pflanzenöl

1 Teelöffel Vanilleextrakt

Vegane Schokoladensplitter oder Schokoladensauce (optional)

Frische Früchte zum Garnieren (z.B. Beeren, Bananenscheiben)

Anleitung:

In einer großen Schüssel Mehl, Kakaopulver, Zucker, Backpulver und Salz vermengen.

In einer separaten Schüssel pflanzliche Milch, Pflanzenöl und Vanilleextrakt vermengen.

Die flüssigen Zutaten zu den trockenen Zutaten geben und gut verrühren, bis ein glatter Teig entsteht.

Eine Pfanne leicht einfetten und erhitzen. Den Teig in die Pfanne gießen, um die gewünschte Größe der Pfannkuchen zu formen.

Bei mittlerer Hitze backen, bis sich Blasen auf der Oberfläche bilden. Dann vorsichtig wenden und die andere Seite goldbraun braten.

Die veganen Schokoladenpfannkuchen mit Schokoladensplittern oder Schokoladensauce (falls gewünscht) und frischen Früchten garnieren. Servieren und genießen!

Gesunde Frucht-Popsicles:

Zutaten:

Frische Früchte (z.B. Erdbeeren, Blaubeeren, Mango, Kiwi)

Pflanzliche Joghurtalternative (z.B. Sojajoghurt)

Agavendicksaft oder Ahornsirup (optional)

Popsicle-Formen und Stiele

Anleitung:

Die frischen Früchte waschen, schälen und in kleine Stücke schneiden.

In den Popsicle-Formen abwechselnd Fruchtstücke und pflanzliche Joghurtalternative schichten. Sie können auch etwas Agavendicksaft oder Ahornsirup zwischen den Schichten hinzufügen, wenn Sie es süßer mögen.

Die Popsicle-Formen mit den Stielen versehen und für mindestens 4 Stunden oder über Nacht einfrieren, bis die Popsicles vollständig gefroren sind.

Vor dem Servieren die Formen kurz unter warmes Wasser halten, um die Popsicles leichter herauszulösen.

Die gesunden Frucht-Popsicles sind bereit, genossen zu werden, besonders an heißen Tagen!

Energiebällchen mit Nüssen und Trockenfrüchten:

Zutaten:

1 Tasse gemischte Nüsse (z.B. Mandeln, Cashews, Walnüsse)

1 Tasse entkernte Datteln

1/2 Tasse getrocknete Aprikosen oder Feigen

2 Esslöffel Kakaopulver

1 Teelöffel Vanilleextrakt

Eine Prise Salz

Kokosraspeln oder Sesamsamen zum Wälzen (optional)

Anleitung:

Die gemischten Nüsse in einer Küchenmaschine oder einem Mixer zerkleinern, bis sie grob gehackt sind.

Die entkernten Datteln und die getrockneten Aprikosen oder Feigen hinzufügen und weiter mixen, bis sich eine klebrige Mischung bildet.

Kakaopulver, Vanilleextrakt und eine Prise Salz hinzufügen und erneut mixen, bis alle Zutaten gut miteinander vermengt sind.

Aus der Mischung kleine Bällchen formen und optional in Kokosraspeln oder Sesamsamen wälzen, um sie zu bedecken.

Die Energiebällchen in einem luftdichten Behälter im Kühlschrank aufbewahren. Sie sind eine großartige gesunde Snackoption für unterwegs oder als Energieschub zwischendurch.

Diese drei Rezepte sind nicht nur lecker, sondern auch gesund und einfach zuzubereiten. Sie sind perfekte Optionen für eine süße Leckerei oder einen gesunden Snack für Kinder und Erwachsene gleichermaßen. Guten Appetit!

Schokoladen-Bananenmuffins:

Zutaten:

2 reife Bananen, 1/4 Tasse Pflanzenöl

1/4 Tasse pflanzliche Milch (z.B. Mandelmilch)

1 Teelöffel Vanilleextrakt

1 Tasse Mehl (z.B. Weizenmehl oder Vollkornmehl)

1/3 Tasse Kakaopulver

1/2 Tasse Zucker (vegan)

1 Teelöffel Backpulver, 1/2 Teelöffel Natron

Eine Prise Salz

Vegane Schokoladensplitter oder Schokoladenstücke (optional)

Anleitung:

Den Ofen auf 180 Grad Celsius vorheizen und ein Muffinblech mit Muffinpapierförmchen auslegen. In einer Schüssel die Bananen zerdrücken und dann die pflanzliche Milch, das Pflanzenöl und den Vanilleextrakt hinzufügen. Gut verrühren. In einer separaten Schüssel Mehl, Kakaopulver, Zucker, Backpulver, Natron und Salz vermengen. Die trockenen Zutaten zur Bananenmischung geben und vorsichtig rühren, bis alles gut vermischt ist. Die veganen Schokoladensplitter oder Schokoladenstücke unterheben, wenn Sie sie verwenden. Den Teig gleichmäßig auf die Muffinpapierförmchen verteilen. Die Schokoladen-Bananenmuffins etwa 18-20 Minuten backen oder bis ein Zahnstocher, der in die Mitte eines Muffins gesteckt wird, sauber herauskommt. Die Muffins aus dem Ofen nehmen und auf einem Rost abkühlen lassen. Nach Belieben mit zusätzlichen Schokoladensplittern garnieren.

Die Schokoladen-Bananenmuffins sind ein köstlicher Genuss, der sich perfekt für Snacks, Frühstück oder Desserts eignet.

Himbeer-Kokos-Eis am Stiel:

Zutaten:

1 Tasse frische oder gefrorene Himbeeren

1 Dose Kokosmilch

2 Esslöffel Ahornsirup oder Agavendicksaft

1 Teelöffel Vanilleextrakt

Eine Prise Salz

Popsicle-Formen und Stiele

Anleitung:

Die frischen oder gefrorenen Himbeeren in einen Mixer geben.

Die Kokosmilch, Ahornsirup oder Agavendicksaft, Vanilleextrakt und eine Prise Salz hinzufügen.

Alles gut mixen, bis eine glatte Mischung entsteht.

Die Himbeer-Kokos-Mischung in Popsicle-Formen gießen und die Stiele hinzufügen.

Die Formen für mindestens 4 Stunden oder über Nacht einfrieren, bis das Himbeer-Kokos-Eis vollständig gefroren ist.

Vor dem Servieren die Formen kurz unter warmes Wasser halten, um die Popsicles leichter herauszulösen.

Die Himbeer-Kokos-Eis am Stiel sind erfrischend und fruchtig, perfekt für heiße Sommertage oder als gesunde Leckerei zu jeder Jahreszeit. Genießen Sie diese köstlichen veganen Desserts!

Partyzeit-Snacks

Partyzeit-Snacks sind eine unverzichtbare Ergänzung für jede gesellige Veranstaltung. Diese leckeren und oft fingerfreundlichen Häppchen sind darauf ausgerichtet, Gästen eine kulinarische Freude zu bereiten und die Stimmung bei Partys und Zusammenkünften zu heben. Partyzeit-Snacks gibt es in einer schier endlosen Vielfalt und können herzhaft, süß, knusprig oder cremig sein, je nach den Vorlieben der Gäste. Hier sind einige beliebte Partyzeit-Snacks:

Chips und Dips: Eine Auswahl an knusprigen Chips, Tortilla-Chips oder Gemüsesticks, serviert mit verschiedenen Dips wie Guacamole, Salsa, Hummus oder Spinat-Artischocken-Dip.

Mini-Sandwiches: Kleine, belegte Sandwiches oder Slider mit einer Vielzahl von Belägen wie geräuchertem Tofu, Gemüse, veganem Käse und Saucen.

Partyplatten: Ansprechend arrangierte Käseplatten, Obstplatten, Gemüseplatten und Antipasti-Platten mit einer Auswahl an veganen Leckereien.

Fingerfood: Kleine und leicht zu verzehrende Happen wie vegan gefüllte Teigtaschen, Mini-Quiches, Blätterteiggebäck und vegane Frühlingsrollen.

Süßigkeiten und Desserts: Köstliche Süßigkeiten wie veganer Kuchen, Kekse, Brownies, Schokoladen-Fondue oder Fruchtspieße mit Schokolade überzogen.

Popcorn: Frisch zubereitetes Popcorn mit verschiedenen Gewürzen oder Gewürzmischungen, von süß bis würzig.

Nüsse und Snack-Mixe: Gemischte Nüsse, geröstete Kichererbsen, Trail-Mixe und andere knusprige Snacks, die leicht zu greifen sind.

Mini-Pizzen: Kleine, individuelle Pizzen mit veganem Käse und einer Auswahl an Belägen.

Gemüsechips: Hausgemachte Gemüsechips wie Rote-Bete-Chips, Süßkartoffelchips oder Zucchinichips.

Sushi-Rollen: Vegane Sushi-Rollen mit Gemüse, Avocado oder eingelegtem Tofu.

Partyzeit-Snacks sind nicht nur lecker, sondern bieten auch eine großartige Gelegenheit, kreative und köstliche vegane Optionen zu präsentieren. Sie können auf die Vorlieben Ihrer Gäste und die Art der Party abgestimmt werden, sei es eine informelle Zusammenkunft, ein Geburtstag, eine Feiertagsfeier oder ein gesellschaftliches Ereignis. Mit einer Auswahl an veganen Partyzeit-Snacks können Sie sicherstellen, dass alle Ihre Gäste etwas Leckeres zum Knabbern und Genießen haben, unabhängig von ihrer Ernährungsweise.

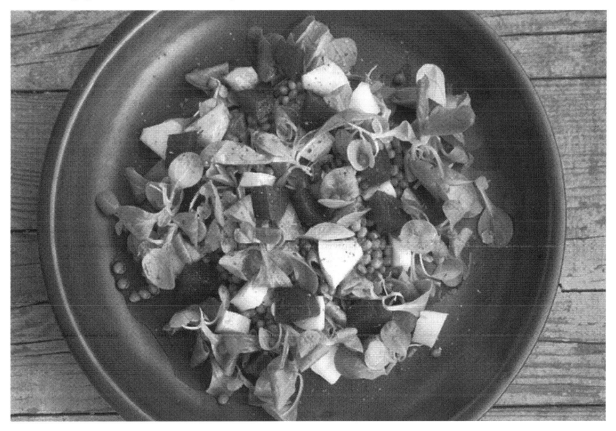

Vegane Mini-Burger:

Zutaten:

Für die Burger-Patties:

1 Dose Kichererbsen, abgetropft und gespült

1 kleine Zwiebel, fein gehackt, 2 Knoblauchzehen, gehackt

1 Teelöffel Kreuzkümmel, 1 Teelöffel Paprikapulver

Salz und Pfeffer nach Geschmack, 2 Esslöffel Haferflocken oder Paniermehl

Für die Burger-Brötchen:

Mini-Burger-Brötchen (vegan)

Blattsalat

Tomatenscheiben

Rote Zwiebelringe , Gewürzgurkenscheiben

Vegane Mayonnaise oder Senf ,Ketchup (vegan)

Anleitung:

Die Kichererbsen in einer Küchenmaschine zerkleinern, bis sie grob gehackt sind.

Die gehackten Zwiebeln und Knoblauchzehen in einer Pfanne mit etwas Öl anbraten, bis sie weich sind. Dann den Kreuzkümmel und das Paprikapulver hinzufügen und kurz anrösten. Die Kichererbsen in die Pfanne geben und zusammen mit Salz, Pfeffer und Haferflocken oder Paniermehl vermengen. Die Mischung sollte gut zusammenhalten. Die Mischung in kleine Patties formen und in einer Pfanne mit etwas Öl von beiden Seiten goldbraun braten. Die Mini-Burger-Brötchen aufschneiden und mit Blattsalat, Tomatenscheiben, roten Zwiebelringen, veganer Mayonnaise oder Senf, Ketchup und Gewürzgurkenscheiben belegen.

Die gebratenen Kichererbsen-Patties auf die Brötchen legen, die Brötchen-Deckel daraufsetzen und servieren.

Knusprige Gemüse-Spaghettini:

Zutaten:

Spaghettini (vegan)

Gemüse nach Wahl (z.B. Zucchini, Paprika, Brokkoli)

1 Tasse Panko-Brotkrümel (vegan)

1 Teelöffel Knoblauchpulver

1 Teelöffel Zwiebelpulver

Salz und Pfeffer nach Geschmack

Pflanzenöl zum Braten

Anleitung:

Die Spaghettini nach den Anweisungen auf der Verpackung kochen, abgießen und beiseite stellen.

Das Gemüse nach Wahl in dünne Streifen oder Stücke schneiden.

In einer Schüssel die Panko-Brotkrümel mit Knoblauchpulver, Zwiebelpulver, Salz und Pfeffer vermengen.

Die Gemüsestücke in etwas Pflanzenöl anbraten, bis sie weich und leicht gebräunt sind.

Die gekochten Spaghettini hinzufügen und gut vermengen.

Die Panko-Brotkrümel-Mischung über die Spaghettini und das Gemüse streuen und weiter braten, bis die Brotkrümel knusprig sind.

Die knusprigen Gemüse-Spaghettini sofort servieren.

Vegane Mini-Quiches:

Zutaten:

Für den Teig:

1 1/2 Tassen Mehl (vegan) ,1/2 Teelöffel Salz, 1/2 Tasse Pflanzenöl

1/4 Tasse kaltes Wasser

Für die Füllung:

Gemüse nach Wahl (z.B. Spinat, Pilze, Paprika)

1 Tasse Seidentofu, 1 Teelöffel Kurkuma

1/4 Tasse pflanzliche Milch (z.B. Sojamilch)

Salz und Pfeffer nach Geschmack

Anleitung:

Für den Teig:

In einer Schüssel Mehl und Salz vermengen.

Das Pflanzenöl und das kalte Wasser hinzufügen und zu einem Teig kneten.

Den Teig in eine Muffinform drücken, um Mini-Quiche-Schalen zu formen.

Für die Füllung:

Das Gemüse nach Wahl in kleine Stücke schneiden und in einer Pfanne anbraten, bis es weich ist.Den Seidentofu, die pflanzliche Milch, Kurkuma, Salz und Pfeffer in einem Mixer pürieren, bis eine cremige Mischung entsteht. Die angebratenen Gemüsestücke auf die Teigschalen verteilen und dann die Tofu-Mischung darüber gießen.

Die Mini-Quiches im vorgeheizten Ofen bei 180 Grad Celsius etwa 20-25 Minuten backen, bis sie goldbraun sind.

Die vegane Mini-Quiches aus dem Ofen nehmen und vor dem Servieren leicht abkühlen lassen.

Gemüse-Sushi-Rollen:

Zutaten:

Nori-Algenblätter

Sushi-Reis (gekocht und abgekühlt)

Gemüse nach Wahl (z.B. Gurkenstreifen, Avocado, Karottenstreifen, Paprika)

Sojasoße (vegan)

Wasabi und eingelegter Ingwer (optional)

Sushi-Matte und Plastikfolie (zum Rollen)

Anleitung:

Legen Sie ein Nori-Algenblatt auf die Sushi-Matte, wobei die raue Seite des Blattes nach oben zeigt.

Befeuchten Sie Ihre Hände leicht und nehmen Sie eine Handvoll Sushi-Reis. Verteilen Sie den Reis gleichmäßig auf dem Nori-Blatt, wobei an einem Ende etwa 2 cm frei bleiben.

Legen Sie dünn geschnittenes Gemüse Ihrer Wahl in die Mitte des Reises.

Heben Sie die Matte auf und rollen Sie das Nori-Blatt mit dem Reis und dem Gemüse zu einer festen Rolle. Drücken Sie sanft, um sicherzustellen, dass die Rolle zusammenhält.

Schneiden Sie die Sushi-Rolle in mundgerechte Stücke und wiederholen Sie den Vorgang mit den übrigen Zutaten.

Servieren Sie die Gemüse-Sushi-Rollen mit Sojasoße, Wasabi und eingelegtem Ingwer nach Belieben.

Vegane Mini-Taco-Cups:

Zutaten:

Kleine Tostadas oder Taco-Schalen (vegan)

Veganer Taco-Füllung (z.B. gewürztes Sojagranulat, schwarze Bohnen, Gemüse)

Guacamole (vegan)

Veganer Käse (optional)

Gewürztes veganes Sauerrahm (optional)

Frischer Koriander oder Petersilie (zur Garnierung)

Anleitung:

Erwärmen Sie die kleinen Tostadas oder Taco-Schalen gemäß den Anweisungen auf der Verpackung.

Bereiten Sie Ihre vegane Taco-Füllung vor. Sie können gewürztes Sojagranulat, schwarze Bohnen, Gemüse oder Ihre Lieblings-Taco-Zutaten verwenden.

Füllen Sie jede Tostada oder Taco-Schale mit einer Portion Ihrer Taco-Füllung.

Toppen Sie die Mini-Taco-Cups mit Guacamole und veganem Käse, wenn gewünscht.

Geben Sie eine kleine Menge gewürzten veganen Sauerrahm oben drauf.

Garnieren Sie die Mini-Taco-Cups mit frischem Koriander oder Petersilie.

Servieren Sie die Mini-Taco-Cups als köstliche Party-Snacks oder Vorspeisen.

Diese beiden Rezepte sind großartige Optionen für Partys oder gesellige Veranstaltungen. Sie bieten eine köstliche und ansprechende Möglichkeit, Gemüse und Aromen zu genießen, und können nach Belieben angepasst werden, um den Geschmack Ihrer Gäste zu treffen.

Familienfavoriten

Familienfavoriten aus der ganzen Welt, entdeckt von unserem gastfreundlichen Young Kitchen Team

Unsere kulinarische Reise führte uns durch viele Länder, und wir wurden von Familien aus verschiedenen Kulturen herzlich empfangen. Während unserer Reisen haben wir nicht nur köstliche Gerichte entdeckt, sondern auch die Wärme und Gastfreundschaft von Familien in aller Welt erlebt. Hier sind einige unserer Familienfavoriten, die wir in verschiedenen Ländern gefunden und genossen haben:

Italien - Veganer Spaghetti Carbonara: In Italien wurden wir von einer liebevollen Familie empfangen, die uns zeigte, wie man klassische italienische Gerichte in vegane Köstlichkeiten verwandeln kann. Ihre vegane Spaghetti Carbonara mit einer cremigen Cashew-Soße und geräuchertem Tofu hat uns verzaubert.

Indien - Veganes Dal und Naan-Brot: In Indien haben wir die Kunst des Gewürzspiels kennengelernt und wurden von einer Familie eingeladen, traditionelles veganes Dal und frisch gebackenes Naan-Brot zu probieren. Die Vielfalt der Aromen und die Herzlichkeit der Gastgeber haben uns beeindruckt.

Thailand - Veganes Pad Thai: In Thailand erlebten wir die Magie der thailändischen Straßenküche und wurden von einer Familie in ihr Zuhause eingeladen. Dort haben wir gelernt, wie man ein authentisches veganes Pad Thai zubereitet, das süß, sauer, salzig und würzig zugleich ist.

Mexiko - Vegane Tamales: In Mexiko wurden wir von einer lebhaften Familie begrüßt, die uns die Kunst des Tamale-Machens beibrachte. Ihre veganen Tamales mit scharfer Salsa und frischer Guacamole sind ein wahres Geschmackserlebnis.

Griechenland - Veganer Moussaka: In Griechenland durften wir die reiche kulinarische Tradition dieses Landes erleben. Eine herzliche Familie hat uns gezeigt, wie man eine vegane Version des klassischen Moussaka zubereitet, die genauso lecker ist wie das Original.

Japan - Vegane Sushi-Rollen: In Japan wurden wir von einer Familie in die Kunst des Sushi-Rollens eingewiesen. Wir haben gelernt, wie man vegane Sushi-Rollen mit frischem Gemüse und würzigem Wasabi zubereitet, und dabei die japanische Gastfreundschaft genossen.

Marokko - Veganes Couscous: In Marokko wurden wir von einer gastfreundlichen Familie in ihre Küche eingeladen. Wir haben die Zubereitung von veganas Couscous mit einer reichhaltigen Gemüsesoße und süßen Datteln gelernt.

Diese Familienfavoriten sind nicht nur köstlich, sondern auch eine Hommage an die Gastfreundschaft und die kulinarischen Traditionen verschiedener Kulturen. Wir sind dankbar, dass wir die Gelegenheit hatten, diese Gerichte zu entdecken und mit Ihnen zu teilen. Unsere Reise hat uns gelehrt, dass Essen nicht nur Nahrung ist, sondern auch eine Quelle von Gemeinschaft und Kultur. Wir hoffen, dass Sie diese Familienfavoriten ebenso genießen wie wir.

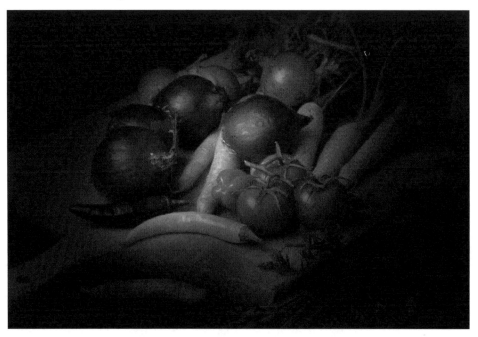

Vegane Lasagne:

Zutaten:

Für die Lasagne-Schichten:

Lasagne-Nudelplatten (vegan)
Veganer Ricotta-Käse (oder Tofu)
Vegane Bolognese-Soße (aus gehacktem Sojagranulat oder Linsen)
Vegane Bechamelsauce
Veganer Käse (zum Überbacken)

Anleitung:

Bereiten Sie zuerst die Bolognese-Soße nach Ihrem Lieblingsrezept zu. Sie können Sojagranulat, Linsen oder andere pflanzliche Proteine verwenden.

Bereiten Sie die Bechamelsauce vor, indem Sie eine Mehlschwitze aus veganer Butter und Mehl zubereiten, pflanzliche Milch hinzufügen und gut rühren, bis die Sauce eindickt. Mit Salz und Pfeffer abschmecken.

Kochen Sie die Lasagne-Nudelplatten nach den Anweisungen auf der Verpackung, bis sie al dente sind.

In einer Auflaufform eine Schicht Lasagne-Nudelplatten auslegen, gefolgt von einer Schicht Bolognese-Soße, einer Schicht veganem Ricotta-Käse und einer Schicht Bechamelsauce. Wiederholen Sie diesen Vorgang, bis alle Zutaten aufgebraucht sind, und beenden Sie mit einer Schicht veganem Käse.

Backen Sie die Lasagne im vorgeheizten Ofen bei 180 Grad Celsius etwa 30-35 Minuten lang oder bis sie goldbraun und bubbly ist.

Vor dem Servieren die Lasagne kurz abkühlen lassen und dann in Portionen schneiden.

Cremige Kürbissuppe:

Zutaten:

1 kleiner Kürbis (z.B. Hokkaido oder Butternut)

1 Zwiebel, gehackt, 1 Kartoffel, gewürfelt

4 Tassen Gemüsebrühe, 2 Knoblauchzehen, gehackt

1 Teelöffel gemahlener Kreuzkümmel , Eine Prise Muskatnuss

Salz und Pfeffer nach Geschmack

1/2 Tasse pflanzliche Sahne oder Kokosmilch

Frischer Schnittlauch oder Petersilie zum Garnieren

Anleitung:

Den Kürbis schälen, entkernen und in kleine Stücke schneiden.

In einem großen Topf etwas Öl erhitzen und die gehackte Zwiebel, den gehackten Knoblauch und die gewürfelte Kartoffel darin anschwitzen, bis sie weich sind.

Die Kürbisstücke hinzufügen und für einige Minuten mit anbraten.

Die Gemüsebrühe hinzufügen und die Mischung zum Kochen bringen. Dann die Hitze reduzieren und die Suppe köcheln lassen, bis der Kürbis und die Kartoffeln weich sind.

Den gemahlenen Kreuzkümmel und eine Prise Muskatnuss hinzufügen. Mit Salz und Pfeffer abschmecken.

Die Suppe vom Herd nehmen und mit einem Pürierstab pürieren, bis sie cremig ist.

Die pflanzliche Sahne oder Kokosmilch unterrühren, um die Suppe noch cremiger zu machen.

Vor dem Servieren die cremige Kürbissuppe mit frischem Schnittlauch oder Petersilie garnieren.

Kartoffel-Gemüse-Auflauf:

Zutaten:

Kartoffeln, geschält und in dünne Scheiben geschnitten

Gemischtes Gemüse nach Wahl (z.B. Brokkoli, Blumenkohl, Karotten), in kleine Stücke geschnitten

Veganer Käse (zum Überbacken)

Pflanzliche Sahne oder Hafermilch

Knoblauchpulver

Paprikapulver

Salz und Pfeffer nach Geschmack

Frischer Schnittlauch oder Petersilie zum Garnieren

Anleitung:

Schichten Sie abwechselnd Kartoffelscheiben und Gemüsestücke in einer Auflaufform. Gießen Sie pflanzliche Sahne oder Hafermilch über die Schichten, bis sie bedeckt sind. Würzen Sie den Auflauf mit Knoblauchpulver, Paprikapulver, Salz und Pfeffer nach Geschmack.

Streuen Sie veganen Käse über die oberste Schicht.

Backen Sie den Kartoffel-Gemüse-Auflauf im vorgeheizten Ofen bei 180 Grad Celsius etwa 30-35 Minuten lang oder bis die Kartoffeln weich sind und der Käse goldbraun ist.

Vor dem Servieren mit frischem Schnittlauch oder Petersilie garnieren.

Diese drei Rezepte sind köstliche vegane Gerichte, die sich gut für Familienessen oder gesellige Zusammenkünfte eignen. Genießen Sie diese herzhaften und geschmackvollen Mahlzeiten!

Vegane Chili sin Carne:

Zutaten:

1 Zwiebel, gewürfelt, 1 rote Paprika, gewürfelt

2 Knoblauchzehen, gehackt, 1 grüne Paprika, gewürfelt

1 Dose Kidneybohnen, abgetropft und gespült

1 Dose schwarze Bohnen, abgetropft und gespült

1 Dose Mais, abgetropft, 1 Dose gestückelte Tomaten

2 Esslöffel Tomatenmark, 2 Teelöffel Kreuzkümmel

1 Teelöffel Chili-Pulver (oder nach Geschmack)

Salz und Pfeffer nach Geschmack, 1 Tasse Gemüsebrühe

Frischer Koriander oder Petersilie zum Garnieren (optional)

Anleitung:

Erhitzen Sie etwas Öl in einem großen Topf und braten Sie die gewürfelte Zwiebel und den gehackten Knoblauch an, bis sie duften.

Fügen Sie die gewürfelten Paprikaschoten hinzu und braten Sie sie für einige Minuten, bis sie weich sind.

Geben Sie die abgetropften Kidneybohnen, schwarzen Bohnen, den Mais, gestückelte Tomaten, Tomatenmark, Kreuzkümmel und Chili-Pulver hinzu. Rühren Sie gut um.

Gießen Sie die Gemüsebrühe ein und lassen Sie das Chili bei niedriger Hitze köcheln, bis es leicht eingedickt ist. Dies dauert normalerweise etwa 20-30 Minuten. Gelegentlich umrühren.

Mit Salz und Pfeffer abschmecken.

Servieren Sie das vegane Chili sin Carne heiß, garniert mit frischem Koriander oder Petersilie, wenn gewünscht.

Blumenkohl-Pizza mit Gemüsetopping:

Zutaten:

Für den Blumenkohl-Pizzateig:

1 kleiner Blumenkohlkopf

1/2 Tasse Mandelmehl (oder ein anderes glutenfreies Mehl)

2 Esslöffel Leinsamenmehl (oder gemahlene Leinsamen)

1 Teelöffel getrocknetes Basilikum

1 Teelöffel getrockneter Oregano

Salz und Pfeffer nach Geschmack

Für das Gemüsetopping:

Tomatensoße oder Pizza-Soße (vegan)

Gemüse nach Wahl (z.B. Paprika, Zwiebeln, Pilze, Spinat)

Veganer Käse (nach Belieben)

Gewürze nach Geschmack (z.B. Knoblauchpulver, Paprikapulver, italienische Gewürzmischung)

Anleitung:

Für den Blumenkohl-Pizzateig:

Den Blumenkohl in kleine Röschen schneiden und in einem Mixer zu feinem "Blumenkohlreis" verarbeiten.

Den Blumenkohlreis in ein sauberes Geschirrtuch geben und gut auswringen, um überschüssige Flüssigkeit zu entfernen.

In einer Schüssel den Blumenkohlreis, Mandelmehl, Leinsamenmehl, getrocknetes Basilikum, getrockneten Oregano, Salz und Pfeffer vermengen, bis ein Teig entsteht.

Den Blumenkohlteig auf einem mit Backpapier ausgelegten Backblech ausrollen, um einen Pizzaboden zu formen.

Für das Gemüsetopping:

Den Pizzaboden mit Tomatensoße oder Pizza-Soße bestreichen.

Das Gemüse nach Wahl auf dem Pizzaboden verteilen.

Nach Belieben veganen Käse über das Gemüse streuen.

Mit Gewürzen nach Geschmack würzen.

Die Blumenkohl-Pizza im vorgeheizten Ofen bei 220 Grad Celsius etwa 15-20 Minuten backen oder bis der Teig goldbraun ist und der Käse geschmolzen ist.

Vor dem Servieren die Pizza kurz abkühlen lassen und dann in Stücke schneiden.

Diese beiden Rezepte sind köstliche vegane Optionen für ein herzhaftes Abendessen oder eine leichte Mahlzeit. Genießen Sie das vegane Chili sin Carne und die Blumenkohl-Pizza mit Gemüsetopping!

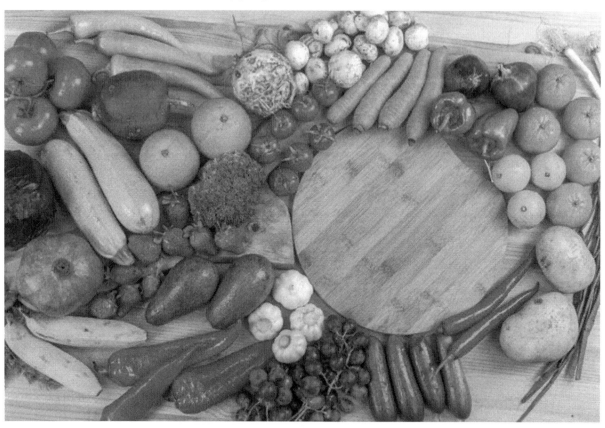

Gesunde Desserts

Gesunde Desserts mit Inspiration aus New York vom Young Kitchen Team

Unsere kulinarische Reise führte uns bis nach New York, wo wir von einem wahren Vegi-Meister inspiriert wurden. In der Stadt, die niemals schläft, haben wir nicht nur aufregende Abenteuer erlebt, sondern auch köstliche und gesunde Dessertrezepte entdeckt. Diese inspirierten Desserts vereinen Geschmack und Gesundheit auf einzigartige Weise. Hier sind einige unserer Favoriten:

Chia-Samen-Pudding mit Beeren: Unsere Zeit in New York brachte uns die Freude an Chia-Samen-Pudding, einem einfachen und dennoch köstlichen Dessert. Die Kombination aus Chia-Samen, pflanzlicher Milch und frischen Beeren bietet nicht nur einen süßen Genuss, sondern auch eine Fülle von gesunden Nährstoffen.

Veganer Avocado-Schokoladenpudding: Der Vegi-Meister in New York hat uns gezeigt, wie man einen cremigen Schokoladenpudding mit Avocado zubereitet. Diese gesunde Variante ist reich an gesunden Fetten und schmeckt dennoch wie ein süßes Vergnügen.

Vegane Nicecream: Inspiriert von den angesagten New Yorker Eissalons, haben wir gelernt, wie man Nicecream herstellt - eine gesunde Eisalternative aus gefrorenen Bananen und Früchten. Mit Toppings wie Nüssen, Kokosraspeln und Schokoladenstückchen wird Nicecream zu einem unwiderstehlichen Genuss.

Fruchtige Acai-Schalen: Die Acai-Schalen, die wir in New York probiert haben, waren nicht nur lecker, sondern auch ein farbenfrohes Kunstwerk. Diese Schalen sind mit Acai-Püree, frischem Obst, Nüssen und Granola gefüllt und bieten eine erfrischende und nahrhafte Dessertoption.

Vegane Erdnussbutter-Bananen-Schoko-Bites: Unser Aufenthalt in New York brachte uns die Inspiration, diese einfachen und dennoch süchtig machenden Bissen zuzubereiten. Die Kombination aus Erdnussbutter, Bananen und Schokolade ist ein unvergleichliches Geschmackserlebnis.

Diese gesunden Dessertrezepte, inspiriert von unserem Abenteuer in New York, sind nicht nur köstlich, sondern auch voller gesunder Zutaten. Sie zeigen, dass gesunde Ernährung und Genuss Hand in Hand gehen können. Wir hoffen, dass Sie diese Desserts ebenso genießen wie wir, und dass sie Sie zu eigenen kreativen kulinarischen Experimenten inspirieren!

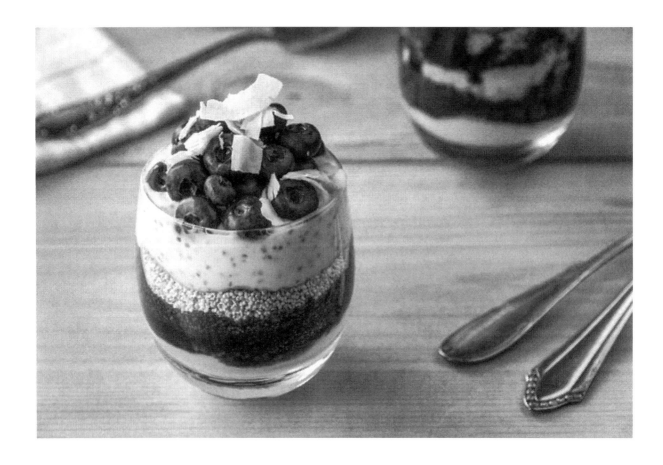

Chia-Pudding mit Beeren:

Zutaten:

3 Esslöffel Chia-Samen

1 Tasse pflanzliche Milch (z.B. Mandelmilch oder Hafermilch)

1 Teelöffel Vanilleextrakt

Frische Beeren (z.B. Erdbeeren, Blaubeeren, Himbeeren)

Süßungsmittel nach Geschmack (z.B. Ahornsirup oder Agavendicksaft)

Anleitung:

In einer Schüssel die Chia-Samen, pflanzliche Milch und Vanilleextrakt vermengen. Nach Belieben süßen.

Die Mischung gut umrühren und mindestens 4 Stunden oder über Nacht im Kühlschrank quellen lassen, bis sie eine puddingartige Konsistenz erreicht.

Vor dem Servieren den Chia-Pudding mit frischen Beeren garnieren.

Veganes Schokoladenmousse:

Zutaten:

2 reife Avocados

1/4 Tasse Kakaopulver

1/4 Tasse Ahornsirup oder Agavendicksaft

1 Teelöffel Vanilleextrakt

Eine Prise Salz

Pflanzliche Milch (z.B. Mandelmilch) nach Bedarf

Anleitung:

Das Fruchtfleisch der Avocados in eine Küchenmaschine oder einen Mixer geben.

Kakaopulver, Ahornsirup, Vanilleextrakt und eine Prise Salz hinzufügen.

Alles gut mixen, bis eine cremige Schokoladenmousse entsteht. Bei Bedarf pflanzliche Milch hinzufügen, um die gewünschte Konsistenz zu erreichen.

Das vegane Schokoladenmousse in Dessertgläser füllen und im Kühlschrank kühlen, bis es fest wird.

Vor dem Servieren nach Belieben mit frischem Obst oder Nüssen garnieren.

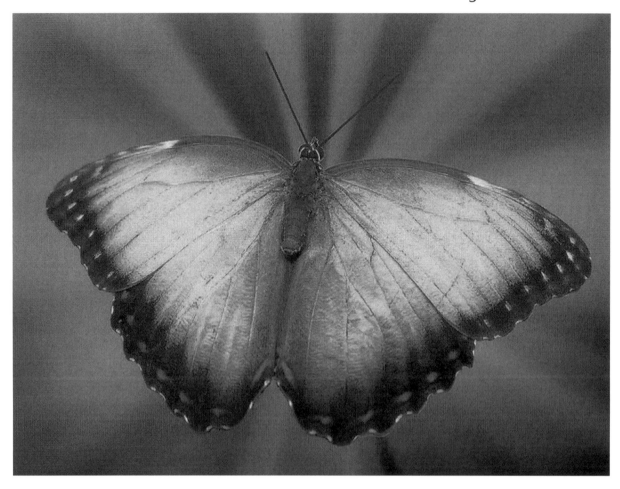

Fruchtige Dessert-Pizza:

Zutaten:

Vollkorn-Pizzateig (vegan)

Veganer Frischkäse oder Joghurt (z.B. Soja-Frischkäse)

Frische Früchte nach Wahl (z.B. Erdbeeren, Kiwi, Bananen)

Honig oder Ahornsirup zum Beträufeln

Frische Minze zum Garnieren

Anleitung:

Den Vollkorn-Pizzateig gemäß den Anweisungen auf der Verpackung ausrollen und backen, bis er knusprig ist.

Nach dem Backen den veganen Frischkäse oder Joghurt gleichmäßig auf den Pizzateig streichen.

Die frischen Früchte nach Wahl in Scheiben schneiden und auf dem veganen Frischkäse verteilen.

Die Dessert-Pizza nach Belieben mit Honig oder Ahornsirup beträufeln.

Mit frischer Minze garnieren und in Stücke schneiden, bevor Sie sie servieren.

Kokosnuss-Reispudding:

Zutaten:

1 Tasse Rundkornreis

2 Tassen Kokosmilch

1/2 Tasse Zucker (oder ein pflanzliches Süßungsmittel nach Wahl)

1 Teelöffel Vanilleextrakt

Eine Prise Salz

Kokosraspeln zum Garnieren

Anleitung:

Den Rundkornreis gründlich abspülen und abtropfen lassen.

In einem Topf die Kokosmilch, Zucker, Vanilleextrakt und eine Prise Salz vermengen und zum Kochen bringen.

Den abgespülten Reis hinzufügen und die Hitze reduzieren. Den Reis unter gelegentlichem Rühren köcheln lassen, bis er weich und die Mischung eingedickt ist (ca. 30-40 Minuten).

Den Kokosnuss-Reispudding in Dessertschalen oder Gläser füllen und mit Kokosraspeln garnieren.

Gebackene Apfelringe mit Zimt:

Zutaten:

Äpfel (geschält, entkernt und in Ringe geschnitten)

Zimt

Zucker (oder ein pflanzliches Süßungsmittel nach Wahl)

Anleitung:

Die Apfelringe gleichmäßig auf ein Backblech legen.

Mit Zimt und Zucker bestreuen.

Die Apfelringe im vorgeheizten Ofen bei 180 Grad Celsius etwa 15-20 Minuten backen oder bis sie weich und leicht karamellisiert sind.

Die gebackenen Apfelringe warm servieren.

Diese gesunden Dessertrezepte sind eine köstliche Möglichkeit, Süßes zu genießen, ohne auf gesunde Zutaten zu verzichten. Sie eignen sich perfekt als Nachtisch oder für besondere Anlässe. Viel Spaß beim Zubereiten und Genießen!

Backspaß für VEGANER

Backspaß für VEGANER: Neue und Kreative Rezepte vom Young Kitchen Team

Die VEGANERjahre sind eine Zeit der Entdeckung und Entwicklung. Und was könnte spannender sein als das Entdecken und Entwickeln von Backfähigkeiten? Das Young Kitchen Team hat sich in den letzten Jahren mit Begeisterung dem Backen gewidmet und viele aufregende Rezepte entwickelt, die speziell auf die Vorlieben und den Abenteuergeist von VEGANERn zugeschnitten sind. Hier sind einige unserer besten Tipps und Ideen, wie Backspaß für VEGANER zu einer unterhaltsamen und lehrreichen Erfahrung werden kann.

Kreativität ist Trumpf: Eines der besten Dinge am Backen ist die Möglichkeit, kreativ zu sein. Unser Team ermutigt VEGANER dazu, ihre Vorstellungskraft zu nutzen und neue Rezepte zu erfinden oder klassische Rezepte mit eigenen Twist zu versehen. Zum Beispiel könnten sie versuchen, ungewöhnliche Aromen zu kombinieren, wie Schokolade und Chilipulver oder Zitrone und Lavendel. Kreativität kennt keine Grenzen, wenn es um das Backen geht.

Gemeinsames Backen: Das Backen kann eine großartige Möglichkeit sein, Zeit mit Freunden oder der Familie zu verbringen. VEGANER können gemeinsam mit ihren Geschwistern, Eltern oder Freunden in der Küche experimentieren und Spaß haben. Gemeinsames Backen fördert Teamarbeit und schafft wertvolle Erinnerungen.

Gesunde Optionen: Backen muss nicht immer süß und ungesund sein. Das Young Kitchen Team legt Wert auf gesunde Backrezepte, die VEGANERn dabei helfen, bewusste Ernährungsentscheidungen zu treffen. Zum Beispiel können sie Haferkekse mit Bananen und Rosinen statt Zucker backen oder Vollkornmuffins mit frischen Früchten zubereiten. Gesunde Backrezepte sind eine großartige Möglichkeit, VEGANERn beizubringen, wie man leckere Snacks und Desserts genießen kann, ohne auf die Gesundheit zu vergessen.

Experimentieren mit Allergien und Ernährungspräferenzen: Viele Jugendliche haben Allergien oder besondere Ernährungspräferenzen, sei es vegan, glutenfrei oder laktosefrei. Das Backen kann eine Möglichkeit sein, diese Bedürfnisse zu erfüllen und dennoch köstliche Ergebnisse zu erzielen. Das Young Kitchen Team ermutigt VEGANER dazu, mit alternativen Zutaten zu experimentieren, um Rezepte an ihre individuellen Bedürfnisse anzupassen.

Online-Ressourcen nutzen: Das Internet ist eine wertvolle Informationsquelle für Backanleitungen, Rezepte und Tipps. VEGANER können Online-Videos, Blogs und Kochseiten nutzen, um neue Backtechniken zu erlernen und sich von anderen begeisterten Bäckern inspirieren zu lassen. Das Young Kitchen Team schätzt die Rolle des Internets bei der Verbreitung von Wissen und Inspiration.

Backen als Lebenskompetenz: Das Backen kann eine wichtige Lebenskompetenz sein, die Jugendliche auf ihre Zukunft vorbereitet. Es lehrt sie Geduld, Präzision, Planung und die Bedeutung von Sauberkeit in der Küche. Backen ist auch eine Möglichkeit, mathematische Fähigkeiten zu entwickeln, da genaue Messungen und Zeitmanagement erforderlich sind.

Backen als Ausdruck der Kultur: Das Backen kann eine Brücke zur kulturellen Identität sein. Jugendliche können traditionelle Rezepte aus ihrer Familie oder ihrem kulturellen Hintergrund erforschen und so ihre kulturelle Verbundenheit stärken. Das

Young Kitchen Team schätzt die Vielfalt der Weltküche und ermutigt VEGANER, verschiedene kulinarische Traditionen zu erkunden.

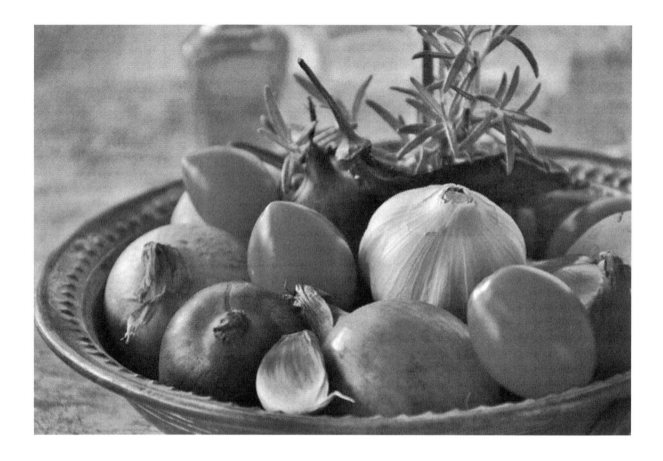

Vegane Schokoladenkekse:

Zutaten:

1 1/2 Tassen Mehl (glutenfrei, wenn gewünscht)

1/2 Tasse ungesüßter Kakao

1 Teelöffel Backpulver

1/2 Teelöffel Backnatron

1/2 Teelöffel Salz

1/2 Tasse Pflanzenöl (z.B. Rapsöl)

1 Tasse Zucker (kann reduziert werden, wenn Sie es weniger süß mögen)

2 Teelöffel Vanilleextrakt

1/4 Tasse pflanzliche Milch (z.B. Mandelmilch)

1 Tasse vegane Schokoladenstückchen

Anleitung:

Den Backofen auf 175 Grad Celsius vorheizen und ein Backblech mit Backpapier auslegen.

In einer Schüssel Mehl, Kakao, Backpulver, Backnatron und Salz vermischen.

In einer separaten Schüssel das Pflanzenöl, den Zucker, Vanilleextrakt und pflanzliche Milch vermengen.

Die trockenen Zutaten zu den nassen Zutaten hinzufügen und zu einem Teig verrühren.

Die veganen Schokoladenstückchen unter den Teig mischen.

Mit einem Esslöffel kleine Teigportionen auf das Backblech setzen und leicht flach drücken.

Die Kekse im vorgeheizten Ofen etwa 10-12 Minuten backen oder bis sie fest sind.

Die Kekse aus dem Ofen nehmen und auf einem Kuchengitter abkühlen lassen.

Bunte Regenbogen-Cupcakes:

Zutaten:

Für die Cupcakes:

1 1/2 Tassen Mehl (glutenfrei, wenn gewünscht)

1 Teelöffel Backpulver

1/2 Teelöffel Backnatron

Eine Prise Salz

1 Tasse Zucker

1/3 Tasse Pflanzenöl (z.B. Sonnenblumenöl)

1 Tasse pflanzliche Milch (z.B. Sojamilch)

1 Teelöffel Vanilleextrakt

Lebensmittelfarben in verschiedenen Farben

Für das Frosting:

1/2 Tasse vegane Butter

2 Tassen Puderzucker

1 Teelöffel Vanilleextrakt

Pflanzliche Milch nach Bedarf

Anleitung:

Den Backofen auf 175 Grad Celsius vorheizen und Muffinformen mit Papierförmchen auskleiden.

In einer Schüssel Mehl, Backpulver, Backnatron und Salz vermischen.

In einer separaten Schüssel Zucker, Pflanzenöl, pflanzliche Milch und Vanilleextrakt verrühren.

Die trockenen Zutaten nach und nach zu den nassen Zutaten hinzufügen und zu einem glatten Teig verrühren.

Den Teig gleichmäßig auf mehrere Schüsseln aufteilen und jede Portion mit verschiedenen Lebensmittelfarben einfärben, um einen Regenbogeneffekt zu erzielen.

Einen Löffel Teig jeder Farbe in die vorbereiteten Muffinformen geben, wobei Sie die Farben abwechseln.

Die Cupcakes im vorgeheizten Ofen etwa 15-20 Minuten backen oder bis sie mit einem Zahnstocher getestet und dieser sauber herauskommt.

Die Cupcakes auf einem Kuchengitter abkühlen lassen.

Für das Frosting die vegane Butter, Puderzucker und Vanilleextrakt vermengen. Bei Bedarf pflanzliche Milch hinzufügen, um die gewünschte Konsistenz zu erreichen.

Die abgekühlten Cupcakes mit dem Frosting garnieren und nach Belieben mit Streuseln verzieren.

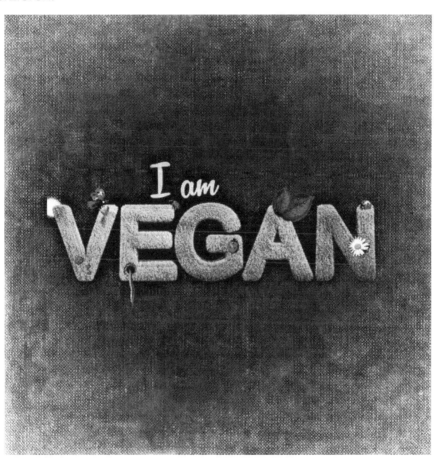

Vegane Brownies:

Zutaten:

1 Tasse Mehl (glutenfrei, wenn gewünscht)

1/2 Tasse ungesüßter Kakao

1 Teelöffel Backpulver

1/2 Teelöffel Salz

1/2 Tasse Zucker (kann reduziert werden)

1/2 Tasse brauner Zucker

1/2 Tasse pflanzliches Öl (z.B. Kokosöl oder Rapsöl)

1/2 Tasse pflanzliche Milch (z.B. Mandelmilch)

1 Teelöffel Vanilleextrakt

1 Tasse vegane Schokoladenstückchen

Anleitung:

Den Backofen auf 175 Grad Celsius vorheizen und eine Backform einfetten und mit Backpapier auslegen.

In einer Schüssel Mehl, Kakao, Backpulver und Salz vermischen.

In einer separaten Schüssel Zucker, braunen Zucker, pflanzliches Öl, pflanzliche Milch und Vanilleextrakt verrühren.

Die trockenen Zutaten nach und nach zu den nassen Zutaten hinzufügen und zu einem glatten Teig verrühren.

Die veganen Schokoladenstückchen unter den Teig mischen.

Den Teig gleichmäßig in die vorbereitete Backform gießen.

Die Brownies im vorgeheizten Ofen etwa 20-25 Minuten backen oder bis ein Zahnstocher sauber herauskommt.

Die Brownies in der Form abkühlen lassen und dann in Quadrate schneiden.

Haferflocken-Bananen-Muffins:

Zutaten:

1 1/2 Tassen Haferflocken (glutenfrei, wenn gewünscht)

1/2 Tasse Mehl (glutenfrei oder regulär)

1 Teelöffel Backpulver

1/2 Teelöffel Backnatron

Eine Prise Salz

3 reife Bananen

1/4 Tasse Pflanzenöl (z.B. Rapsöl)

1/4 Tasse Ahornsirup oder Agavendicksaft

1 Teelöffel Vanilleextrakt

1/2 Tasse pflanzliche Milch (z.B. Mandelmilch)

Optional: 1/2 Tasse gehackte Nüsse oder Schokoladenstückchen

Anleitung:

Den Backofen auf 180 Grad Celsius vorheizen und ein Muffinblech mit Papierförmchen auskleiden.

In einer Schüssel Haferflocken, Mehl, Backpulver, Backnatron und Salz vermengen.

In einer separaten Schüssel die Bananen zerdrücken und das Pflanzenöl, Ahornsirup oder Agavendicksaft, Vanilleextrakt und pflanzliche Milch hinzufügen. Gut verrühren.Die feuchten Zutaten zu den trockenen Zutaten geben und vorsichtig mischen, bis alles gut vermischt ist. Falls gewünscht, gehackte Nüsse oder Schokoladenstückchen hinzufügen.

Den Muffinteig gleichmäßig in die vorbereiteten Förmchen füllen.

Die Muffins im vorgeheizten Ofen etwa 18-20 Minuten backen oder bis ein Zahnstocher sauber herauskommt. Die Muffins aus dem Ofen nehmen und auf einem Kuchengitter abkühlen lassen.

Zitronen-Poppyseed-Muffins:

Zutaten:

1 1/2 Tassen Mehl (glutenfrei oder regulär)

1 Teelöffel Backpulver, 1/2 Teelöffel Backnatron

Eine Prise Salz ,Saft und Schale von 2 Zitronen

1/4 Tasse Pflanzenöl (z.B. Rapsöl), 1/2 Tasse Zucker

1 Teelöffel Vanilleextrakt, 2 Esslöffel Mohnsamen

1/4 Tasse pflanzliche Milch (z.B. Mandelmilch)

Anleitung:

Den Backofen auf 180 Grad Celsius vorheizen und ein Muffinblech mit Papierförmchen auskleiden.

In einer Schüssel Mehl, Backpulver, Backnatron und Salz vermengen.

In einer separaten Schüssel den Saft und die Schale der Zitronen, Pflanzenöl, Zucker, Vanilleextrakt und pflanzliche Milch hinzufügen. Gut verrühren.

Die feuchten Zutaten zu den trockenen Zutaten geben und vorsichtig mischen, bis alles gut vermischt ist. Die Mohnsamen unter den Teig heben.

Den Muffinteig gleichmäßig in die vorbereiteten Förmchen füllen.

Die Muffins im vorgeheizten Ofen etwa 18-20 Minuten backen oder bis ein Zahnstocher sauber herauskommt.

Die Muffins aus dem Ofen nehmen und auf einem Kuchengitter abkühlen lassen.

Diese Haferflocken-Bananen-Muffins und Zitronen-Poppyseed-Muffins sind köstliche und saftige Leckereien, die sich perfekt zum Frühstück oder als Snack eignen. Genießen Sie sie in guter Gesellschaft oder als süße Belohnung für sich selbst!

Ferien- und Festtags-Specials

Ferien- und Festtags-Specials vom Young Kitchen Team

Die Feiertage sind eine besondere Zeit des Jahres, in der sich Familien und Freunde versammeln, um gemeinsam zu feiern und festliche Mahlzeiten zu genießen. Das Young Kitchen Team hat eine Sammlung von besonderen Rezepten entwickelt, um diese Momente noch unvergesslicher zu machen. Hier sind einige unserer Ferien- und Festtags-Specials:

Vegane Weihnachtsbraten: Unser Veganes Weihnachtsbraten-Rezept ist ein köstlicher Hauptgang für die Feiertage. Es kombiniert herzhafte pflanzliche Zutaten wie Tempeh, Nüsse und Gewürze zu einem saftigen Braten. Serviert mit veganer Bratensoße und Beilagen wird dieses Gericht selbst Nicht-Veganer begeistern.

Festliche Gemüselasagne: Unsere Festliche Gemüselasagne ist eine großartige Alternative zum traditionellen Lasagnerezept. Sie ist mit einer cremigen veganen Béchamelsauce und einer Fülle von saisonalem Gemüse gefüllt. Dieses Gericht bringt Farbe und Geschmack auf den Feiertagstisch.

Süßkartoffel-Auflauf mit Marshmallow-Topping: Unser Süßkartoffel-Auflauf mit Marshmallow-Topping ist ein beliebter Festtagsklassiker. Die Süßkartoffeln werden mit Gewürzen und einer süßen Marshmallow-Glasur überzogen und im Ofen goldbraun gebacken. Dieses Gericht ist süß, klebrig und unwiderstehlich.

Vegane Schokoladentrüffel: Unsere veganen Schokoladentrüffel sind ein festlicher Leckerbissen, der sich perfekt als Dessert oder als Geschenk eignet. Hergestellt aus hochwertiger veganer Schokolade und verziert mit Nüssen, Kokosraspeln oder Gewürzen, sind sie ein Genuss für die Sinne.

Neujahrs-Smoothie-Bowls: Für einen gesunden Start ins neue Jahr haben wir unsere Neujahrs-Smoothie-Bowls entwickelt. Diese frischen und nahrhaften Schüsseln sind vollgepackt mit Obst, Gemüse und Superfoods. Sie sind eine ideale Wahl für diejenigen, die ihre guten Vorsätze für das neue Jahr einhalten möchten.

Oster-Eier aus Schokolade: Zu Ostern können Sie unsere veganen Schokoladen-Ostereier zubereiten. Diese köstlichen Eier sind mit einer cremigen Füllung gefüllt und in bunte Schokolade gehüllt. Sie sind eine lustige und schmackhafte Art, den Frühling zu feiern.

Diese Ferien- und Festtags-Specials sind speziell entwickelt, um die Freude und den Genuss der Feiertage zu erhöhen, während sie gleichzeitig den Prinzipien der veganen Ernährung treu bleiben. Wir hoffen, dass diese Rezepte Ihre Feierlichkeiten bereichern und Ihre Lieben begeistern werden. Genießen Sie die Festtage mit köstlichem und gesundem pflanzlichen Genuss!

Vegane Weihnachtsplätzchen:

Zutaten:

2 1/2 Tassen Mehl (glutenfrei, wenn gewünscht)

1 Tasse vegane Butter

1 Tasse Puderzucker

1 Teelöffel Vanilleextrakt

2 Esslöffel pflanzliche Milch (z.B. Mandelmilch)

Eine Prise Salz

Bunte Zuckerglasur oder Streusel zum Verzieren (optional)

Anleitung:

Den Backofen auf 180 Grad Celsius vorheizen und ein Backblech mit Backpapier auslegen.

In einer großen Schüssel die vegane Butter, den Puderzucker und den Vanilleextrakt vermengen, bis die Mischung cremig ist.

Die pflanzliche Milch hinzufügen und weiter rühren.

Das Mehl und eine Prise Salz nach und nach hinzufügen und zu einem Teig vermengen.

Den Teig auf einer leicht bemehlten Oberfläche ausrollen und Plätzchen mit Förmchen ausstechen.

Die Plätzchen auf das Backblech legen und im vorgeheizten Ofen etwa 10-12 Minuten backen oder bis sie leicht goldbraun sind.

Die Plätzchen aus dem Ofen nehmen und vollständig abkühlen lassen, bevor Sie sie nach Belieben mit bunter Zuckerglasur oder Streuseln verzieren.

Osterhasen-Cupcakes:

Zutaten:

Für die Cupcakes:

1 1/2 Tassen Mehl (glutenfrei oder regulär)

1 Teelöffel Backpulver

1/2 Teelöffel Backnatron

Eine Prise Salz

1 Tasse Zucker

1/3 Tasse Pflanzenöl (z.B. Sonnenblumenöl)

1 Tasse pflanzliche Milch (z.B. Sojamilch)

1 Teelöffel Vanilleextrakt

Lebensmittelfarben in verschiedenen Farben (für die Hasenohren)

Für das Frosting:

1/2 Tasse vegane Butter

2 Tassen Puderzucker

1 Teelöffel Vanilleextrakt

Pflanzliche Milch nach Bedarf

Anleitung:

Den Backofen auf 180 Grad Celsius vorheizen und Muffinformen mit Papierförmchen auskleiden.

In einer Schüssel Mehl, Backpulver, Backnatron und Salz vermengen.

In einer separaten Schüssel Zucker, Pflanzenöl, pflanzliche Milch und Vanilleextrakt verrühren.

Die trockenen Zutaten nach und nach zu den nassen Zutaten hinzufügen und zu einem glatten Teig verrühren.

Den Teig in verschiedene Schüsseln aufteilen und jede Portion mit Lebensmittelfarben einfärben, um bunte Teigkugeln zu erhalten.

Einen Löffel Teig jeder Farbe in die vorbereiteten Muffinförmchen geben, wobei Sie die Farben abwechseln.

Die Cupcakes im vorgeheizten Ofen etwa 15-20 Minuten backen oder bis sie mit einem Zahnstocher getestet und dieser sauber herauskommt.

Die Cupcakes auf einem Kuchengitter abkühlen lassen.

Für das Frosting die vegane Butter, Puderzucker und Vanilleextrakt vermengen. Bei Bedarf pflanzliche Milch hinzufügen, um die gewünschte Konsistenz zu erreichen.

Die abgekühlten Cupcakes mit dem Frosting garnieren und nach Belieben Osterhasenohren aus buntem Teig oder Fondant hinzufügen.

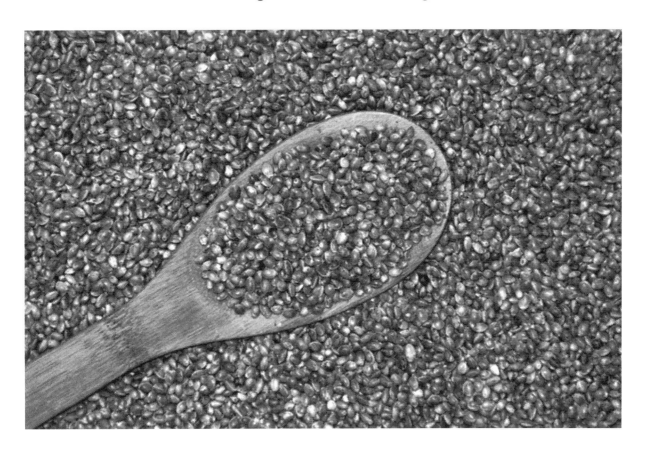

Halloween-Monstermuffins:

Zutaten:

Für die Muffins:

1 1/2 Tassen Mehl (glutenfrei oder regulär)

1 Teelöffel Backpulver, 1/2 Teelöffel Backnatron

Eine Prise Salz, 1 Tasse Zucker, 1 Teelöffel Vanilleextrakt

1/3 Tasse Pflanzenöl (z.B. Sonnenblumenöl)

1 Tasse pflanzliche Milch (z.B. Sojamilch)

Lebensmittelfarben in verschiedenen Farben (für die Monster)

Für die Dekoration:

Bunte Zuckeraugen

Bunte Streusel oder Schokoladenstückchen (für die Monsterhaare)

Anleitung:

Den Backofen auf 180 Grad Celsius vorheizen und Muffinformen mit Papierförmchen auskleiden. In einer Schüssel Mehl, Backpulver, Backnatron und Salz vermengen.
In einer separaten Schüssel Zucker, Pflanzenöl, pflanzliche Milch und Vanilleextrakt verrühren. Die trockenen Zutaten nach und nach zu den nassen Zutaten hinzufügen und zu einem glatten Teig verrühren. Den Teig in verschiedene Schüsseln aufteilen und jede Portion mit Lebensmittelfarben einfärben, um bunte Teigkugeln zu erhalten. Einen Löffel Teig jeder Farbe in die vorbereiteten Muffinförmchen geben, wobei Sie die Farben abwechseln. Die Muffins im vorgeheizten Ofen etwa 15-20 Minuten backen oder bis sie mit einem Zahnstocher getestet und dieser sauber herauskommt. Die Muffins auf einem Kuchengitter abkühlen lassen.
Für die Monster-Dekoration die Muffins mit bunten Zuckeraugen

Vegane Pfannkuchenherzen zum Valentinstag:

Zutaten:

1 Tasse Mehl (glutenfrei oder regulär)

2 Esslöffel Zucker

1 Teelöffel Backpulver

Eine Prise Salz

1 Tasse pflanzliche Milch (z.B. Mandelmilch)

2 Esslöffel pflanzliches Öl (z.B. Rapsöl)

1 Teelöffel Vanilleextrakt

Vegane Schokoladenstückchen oder Früchte (z.B. Erdbeeren) zum Garnieren

Anleitung:

In einer Schüssel Mehl, Zucker, Backpulver und Salz vermengen.

In einer separaten Schüssel pflanzliche Milch, pflanzliches Öl und Vanilleextrakt vermengen.

Die feuchten Zutaten zu den trockenen Zutaten hinzufügen und gut vermischen, bis ein glatter Teig entsteht.

Einen Herzausstecher auf eine leicht gefettete Pfanne legen und den Pfannkuchenteig vorsichtig in die Form gießen.

Bei mittlerer Hitze backen, bis sich Blasen auf der Oberfläche bilden. Dann den Herzausstecher vorsichtig entfernen und den Pfannkuchen umdrehen.

Den Pfannkuchen auf der anderen Seite goldbraun backen.

Die fertigen Pfannkuchenherzen mit veganen Schokoladenstückchen oder Früchten garnieren und mit Ahornsirup beträufeln.

Thanksgiving-Kürbispiel:

Zutaten:

2 Tassen Kürbispüree (frisch zubereitet oder aus der Dose)

1/2 Tasse brauner Zucker, 1 Teelöffel Zimt

1/2 Teelöffel gemahlener Ingwer, 1/4 Teelöffel gemahlene Nelken

Eine Prise Salz, 1/2 Tasse pflanzliche Milch (z.B. Sojamilch)

2 Esslöffel Maisstärke, 1/2 Teelöffel Vanilleextrakt

Ein veganer Kuchenteig (glutenfrei oder regulär)

Vegane Schlagsahne zum Servieren (optional)

Anleitung:

Den Backofen auf 180 Grad Celsius vorheizen.

In einer großen Schüssel Kürbispüree, braunen Zucker, Zimt, gemahlenen Ingwer, gemahlene Nelken und Salz vermengen. In einer separaten Schüssel pflanzliche Milch und Maisstärke verrühren, bis die Maisstärke vollständig aufgelöst ist.

Die pflanzliche Milchmischung in die Kürbismischung einrühren und gut vermengen.

Den Vanilleextrakt hinzufügen und erneut vermengen. Den veganen Kuchenteig in eine gefettete Backform geben und glattstreichen. Die Kürbismischung gleichmäßig über den Kuchenteig gießen. Das Thanksgiving-Kürbispiel im vorgeheizten Ofen etwa 40-45 Minuten backen oder bis ein Zahnstocher in der Mitte sauber herauskommt.

Aus dem Ofen nehmen und abkühlen lassen.

Nach Belieben mit veganer Schlagsahne servieren.

Diese veganen Pfannkuchenherzen zum Valentinstag sind eine süße und romantische Art, Ihren Liebsten Ihre Zuneigung zu zeigen. Und das Thanksgiving-Kürbispiel ist eine herzhafte und köstliche Ergänzung zu Ihrem Thanksgiving-Festmahl. Genießen Sie diese festlichen Leckereien zu besonderen Anlässen!

Exotische Geschmacksreisen

Exotische Geschmacksreisen - Unsere kulinarische Reise nach Australien

Das Young Hot Kitchen Team hat sich auf eine aufregende exotische Geschmacksreise nach Australien begeben, um die faszinierende Welt der australischen Küche zu erkunden. Dieses atemberaubende Land bietet nicht nur atemberaubende Landschaften, sondern auch eine reiche Vielfalt an einzigartigen Geschmacksrichtungen und kulinarischen Köstlichkeiten. Während unserer Reise haben wir einige der aufregendsten und köstlichsten Gerichte entdeckt, die wir in unsere Sammlung aufgenommen haben. Hier sind einige der Höhepunkte unserer australischen kulinarischen Entdeckungsreise:

Vegane Aussie Meat Pies: Australische Meat Pies sind ein Nationalsymbol, und wir haben eine köstliche vegane Version entwickelt, die den herzhaften Geschmack der Originalversion einfängt. Unsere Meat Pies sind gefüllt mit pflanzlichem Fleischersatz, Gemüse und einer herzhaften Soße, eingebettet in knusprigem Teig.

Vegane Lamingtons: Lamingtons sind ein beliebtes australisches Dessert, das aus quadratischen Kuchenstücken besteht, die in Schokoladenglasur getaucht und mit Kokosraspeln bestreut werden. Unsere vegane Version dieser süßen Leckerei ist genauso fluffig und lecker wie das Original.

Veganer Tim Tam Slam: Tim Tams sind berühmte australische Schokoladenkekse, die perfekt zum Eintauchen in heiße Getränke sind. Wir haben eine vegane Version dieser köstlichen Kekse entwickelt, die sich hervorragend für den "Tim Tam Slam" eignet, bei dem man die Kekse in heiße pflanzliche Milch taucht und genießt.

Vegane Barramundi-Filets: Barramundi ist ein beliebter Speisefisch in Australien, und wir haben eine köstliche vegane Version mit pflanzlichen Zutaten entwickelt. Unsere veganen Barramundi-Filets sind mit aromatischen Gewürzen mariniert und werden knusprig gebraten.

Vegane Vegemite-Sandwiches: Vegemite ist ein berühmter australischer Aufstrich mit salzigem Geschmack. Wir haben kreative vegane Vegemite-Sandwich-Rezepte entwickelt, die die einzigartige Geschmacksnote dieses Aufstrichs perfekt zur Geltung bringen.

Unsere Reise nach Australien hat uns nicht nur kulinarisch inspiriert, sondern auch gezeigt, wie vielfältig und aufregend die vegane Küche sein kann. Wir hoffen, dass diese exotischen australischen Geschmackserlebnisse Ihre Sinne erfreuen und Sie dazu inspirieren, Ihre eigenen kulinarischen Abenteuer zu erleben. Guten Appetit!

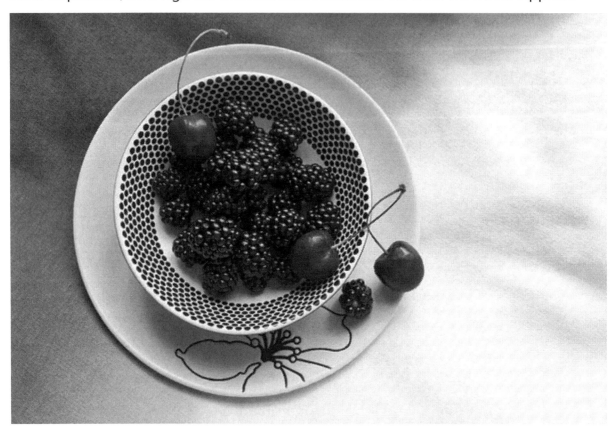

Veganes Sushi:

Zutaten:

Für die Sushi-Reis:

2 Tassen Sushi-Reis

2 1/2 Tassen Wasser

1/3 Tasse Reisessig

2 Esslöffel Zucker

1 Teelöffel Salz

Für die Füllungen (Variationen nach Wahl):

Avocado

Gurke

Karottenstreifen

Geröstetes Gemüse

Tofu-Streifen

Nori-Algenblätter

Sojasauce

Wasabi

Ingwer

Anleitung:

Den Sushi-Reis gründlich abspülen und in einem Topf mit Wasser kochen, bis er weich und klebrig ist.

In einer kleinen Schüssel Reisessig, Zucker und Salz vermengen und leicht erwärmen, bis sich Zucker und Salz vollständig aufgelöst haben.

Den gekochten Reis in eine große Schüssel geben und die Reisessigmischung darüber gießen. Vorsichtig umrühren, bis der Reis gleichmäßig gewürzt ist und auf Raumtemperatur abkühlen lassen.

Ein Blatt Nori-Algen auf eine Sushi-Matte oder ein sauberes Geschirrtuch legen.

Eine dünne Schicht Sushi-Reis gleichmäßig auf das Nori-Algenblatt legen, dabei einen Rand von etwa einem Zentimeter auf der oberen Kante freilassen.

Die gewünschten Füllungen (z.B. Avocado, Gurke, Tofu) auf den Reis legen.

Das Nori-Algenblatt mithilfe der Sushi-Matte oder des Geschirrtuchs eng aufrollen, dabei den freien Rand am Ende mit etwas Wasser befeuchten, um die Rolle zu verschließen.

Die Sushi-Rolle in gleichmäßige Stücke schneiden und mit Sojasauce, Wasabi und Ingwer servieren.

Thai-Gemüse-Curry:

Zutaten:

2 Tassen gemischtes Gemüse (z.B. Paprika, Brokkoli, Karotten, Zucchini)

1 Dose Kokosmilch

2 Esslöffel rote Currypaste (vegan)

1 Esslöffel pflanzliches Öl

1 Teelöffel Zucker

Saft von 1 Limette

Frische Korianderblätter zum Garnieren (optional)

Gekochter Jasminreis oder Reisnudeln zum Servieren

Anleitung:

Das pflanzliche Öl in einer Pfanne erhitzen und die rote Currypaste darin anbraten, bis sie duftet.

Das gemischte Gemüse hinzufügen und unter Rühren etwa 5 Minuten braten, bis es zart ist.

Die Kokosmilch hinzufügen und gut umrühren. Bei Bedarf Zucker und Limettensaft hinzufügen und weitere 2-3 Minuten köcheln lassen.

Das Thai-Gemüse-Curry über gekochtem Jasminreis oder Reisnudeln servieren und nach Belieben mit frischen Korianderblättern garnieren.

Mexikanische Street Tacos:

Zutaten:

Für die Tacos:

Kleine Maistortillas (vegan)

1 Tasse gewürfeltes Tofu oder Pilze

1 Zwiebel, gehackt

1 Paprika, in Streifen geschnitten

2 Knoblauchzehen, gehackt

1 Teelöffel gemahlener Kreuzkümmel

1 Teelöffel Paprikapulver

Salz und Pfeffer nach Geschmack

Pflanzliches Öl zum Braten

Für die Toppings (Variationen nach Wahl):

Geschredderter veganer Käse

Avocado-Scheiben

Gewürztes schwarzes Bohnenmus

Geschnittene Tomaten

Geschredderter Eisbergsalat

Vegane Sour Cream oder Joghurt

Anleitung:

Das pflanzliche Öl in einer Pfanne erhitzen und die Zwiebel und den Knoblauch darin anbraten, bis sie glasig sind.

Den Tofu oder die Pilze hinzufügen und bei mittlerer Hitze braten, bis sie leicht gebräunt sind.

Die Paprikastreifen hinzufügen und weiter braten, bis sie weich sind.

Kreuzkümmel, Paprikapulver, Salz und Pfeffer hinzufügen und gut vermengen.

Die Maistortillas kurz in einer trockenen Pfanne erhitzen, bis sie warm und leicht gebräunt sind.

Die Tofu- oder Pilzmischung auf die Tortillas legen und nach Belieben mit veganem Käse, Avocado, Bohnenmus, Tomaten, Salat und veganer Sour Cream garnieren.

Diese Gerichte bieten eine köstliche Auswahl an Aromen und Texturen aus verschiedenen Teilen der Welt. Genießen Sie Ihr veganes Sushi, Thai-Gemüse-Curry und mexikanische Street Tacos auf Ihrer nächsten kulinarischen Reise!

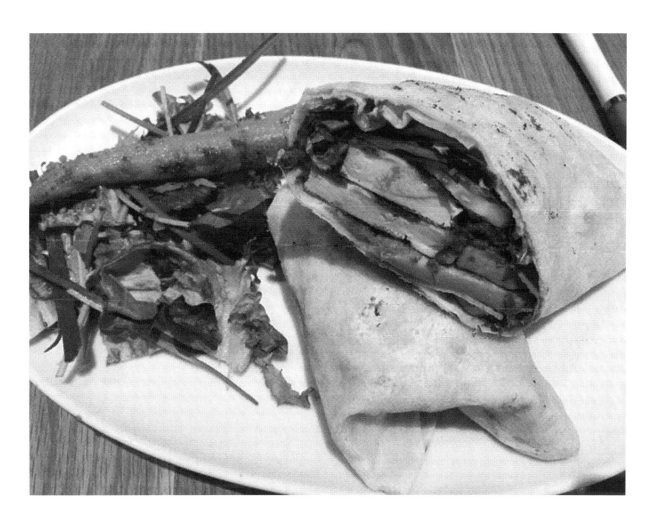

Indisches Linsen-Dal:

Zutaten:

1 Tasse rote oder gelbe Linsen, 1 Zwiebel, gewürfelt

2 Knoblauchzehen, gehackt, 1 Teelöffel frischer Ingwer, gerieben

1 Teelöffel Kreuzkümmel, 1 Teelöffel Kurkuma

1 Teelöffel Garam Masala, Eine Prise Chilipulver (optional)

1 Dose Kokosmilch, 2 Tassen Gemüsebrühe

Salz und Pfeffer nach Geschmack

Frischer Koriander zum Garnieren (optional)

Gekochter Basmati-Reis zum Servieren

Anleitung:

Die Linsen gründlich abspülen und in einem Sieb abtropfen lassen.

In einem großen Topf etwas Öl erhitzen und die Zwiebel darin anbraten, bis sie weich und leicht gebräunt ist.

Knoblauch und Ingwer hinzufügen und für weitere 2 Minuten braten.

Kreuzkümmel, Kurkuma, Garam Masala und Chilipulver (falls verwendet) hinzufügen und gut umrühren.

Die abgetropften Linsen in den Topf geben und ebenfalls gut umrühren.

Kokosmilch und Gemüsebrühe hinzufügen, umrühren und zum Kochen bringen.

Die Hitze reduzieren und das Dal bei niedriger Hitze köcheln lassen, bis die Linsen weich sind und das Dal eine dicke Konsistenz hat (ca. 20-25 Minuten).

Mit Salz und Pfeffer abschmecken.

Das Indische Linsen-Dal über gekochtem Basmati-Reis servieren und nach Belieben mit frischem Koriander garnieren.

Griechischer Couscous-Salat:

Zutaten:

1 Tasse Couscous

1 1/2 Tassen Gemüsebrühe

1 Tasse Tomaten, gewürfelt, 1/2 Tasse Gurke, gewürfelt

1/2 Tasse rote Zwiebel, gewürfelt

1/2 Tasse schwarze Oliven, entkernt und in Ringe geschnitten

1/2 Tasse veganer Feta-Käse, gewürfelt oder zerbröckelt

1/4 Tasse frische Petersilie, gehackt

Saft von 1 Zitrone, 3 Esslöffel Olivenöl

Salz und Pfeffer nach Geschmack

Anleitung:

Die Gemüsebrühe in einem Topf zum Kochen bringen und den Couscous hinzufügen. Vom Herd nehmen, abdecken und 5 Minuten ruhen lassen, bis der Couscous aufgequollen ist. Den aufgequollenen Couscous mit einer Gabel auflockern und in eine große Schüssel geben. Die gewürfelten Tomaten, Gurken, roten Zwiebeln, schwarzen Oliven und veganen Feta-Käse zum Couscous geben.
In einer kleinen Schüssel den Zitronensaft, Olivenöl, Salz und Pfeffer vermengen.
Das Dressing über den Couscous-Salat gießen und gut vermengen, bis alles gleichmäßig verteilt ist. Den griechischen Couscous-Salat vor dem Servieren etwa 15 Minuten im Kühlschrank kühlen lassen. Mit frischer Petersilie garnieren und genießen!

Diese Gerichte bieten eine köstliche Kombination aus indischen und griechischen Aromen. Das Indische Linsen-Dal ist ein herzhaftes und wärmendes Gericht, während der Griechische Couscous-Salat eine erfrischende und leichte Option ist. Genießen Sie diese kulinarischen Köstlichkeiten!

Getränke für VEGANER

Getränke für VEGANER - Inspiriert von unserer Reise nach Los Angeles

Los Angeles ist bekannt für seine vielfältige Getränkeauswahl, von erfrischenden Säften bis hin zu trendigen Smoothies und sprudelnden Erfrischungsgetränken. Hier sind einige erfrischende Getränkerezepte, die speziell für VEGANER geeignet sind und von unserer Reise nach Los Angeles inspiriert wurden:

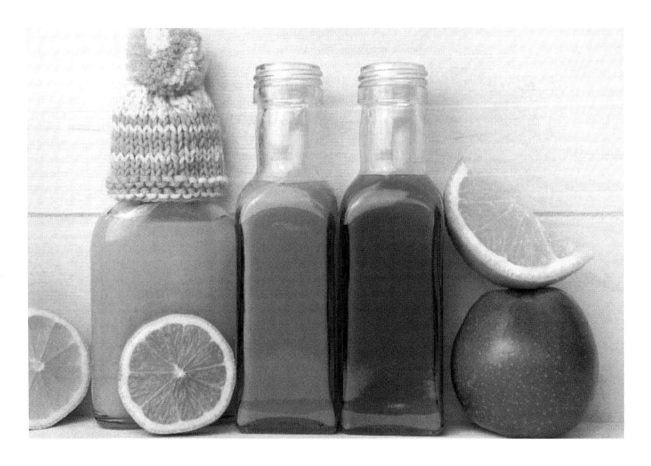

Frischer Wassermelonen-Smoothie:

Zutaten:

2 Tassen frische Wassermelonenwürfel (ohne Kerne)

1/2 Tasse gefrorene Erdbeeren

1 Banane

Saft von 1 Limette

1 Teelöffel Honig oder Ahornsirup (optional)

Eiswürfel (nach Bedarf)

Anleitung:

Alle Zutaten in einen Mixer geben und gut verarbeiten, bis der Smoothie glatt und cremig ist.

Bei Bedarf Eiswürfel hinzufügen, um den Smoothie zu kühlen.

In Gläser gießen und mit einem Stück Wassermelone oder einer Limettenscheibe garnieren.

Erfrischender Ingwer-Zitronen-Eistee:

Zutaten:

4 Beutel grüner Tee

1 Stück frischer Ingwer (ca. 2 Zoll), in Scheiben geschnitten

Saft von 2 Zitronen

1/4 Tasse Honig oder Agavensirup

Eiswürfel

Zitronenscheiben und Minzblätter zum Garnieren

Anleitung:

Die grünen Teebeutel in heißem Wasser ziehen lassen und abkühlen lassen.

Den frischen Ingwer, Zitronensaft und Honig oder Agavensirup hinzufügen und gut vermengen.

Eiswürfel in Gläser geben und den Tee darüber gießen.

Mit Zitronenscheiben und Minzblättern garnieren.

Vegane Kokosnuss-Bananen-Shake:

Zutaten:

1 reife Banane

1 Tasse Kokosmilch (ungesüßt)

1/2 Teelöffel Vanilleextrakt

1 Esslöffel Ahornsirup oder Agavensirup (optional)

Eiswürfel

Anleitung:

Die reife Banane in einen Mixer geben.

Kokosmilch, Vanilleextrakt und Ahornsirup (falls verwendet) hinzufügen.

Eiswürfel hinzufügen, um den Shake zu kühlen und die Konsistenz zu verdicken.

Alles gut mixen, bis der Shake cremig ist.

In Gläser gießen und nach Belieben mit Kokosraspeln oder einer Bananenscheibe garnieren.

Diese erfrischenden Getränkerezepte sind ideal für VEGANER, um die Hitze in Los Angeles zu bekämpfen und gleichzeitig köstliche Aromen zu genießen. Ob Sie sich für einen Wassermelonen-Smoothie, Ingwer-Zitronen-Eistee oder einen veganen Kokosnuss-Bananen-Shake entscheiden, diese Getränke sind gesund, lecker und perfekt für sonnige Tage in Kalifornien oder überall auf der Welt.

Frische Fruchtsäfte:

Zutaten:

Eine Auswahl an frischem Obst (z.B. Orangen, Äpfel, Karotten, Beeren)

Eiswürfel (optional)

Anleitung:

Das gewählte Obst gründlich waschen und schälen, falls erforderlich.

Das Obst in Stücke schneiden und in einen Entsafter geben.

Das Obst entsaften, bis Sie eine ausreichende Menge Saft erhalten.

Den frischen Fruchtsaft in ein Glas gießen, Eiswürfel hinzufügen (falls gewünscht) und sofort servieren.

Vegane Smoothies:

Zutaten:

1 Tasse pflanzliche Milch (z.B. Mandelmilch, Sojamilch)

Eine Auswahl an gefrorenem oder frischem Obst (z.B. Bananen, Beeren, Mangos)

1 Esslöffel pflanzliches Proteinpulver (optional)

Süßungsmittel nach Wahl (z.B. Ahornsirup, Agavensirup)

Eiswürfel (optional)

Anleitung:

Alle Zutaten in einen Mixer geben.

Gut mixen, bis der Smoothie glatt und cremig ist.

Bei Bedarf Süßungsmittel hinzufügen, um den Geschmack anzupassen.

Den veganen Smoothie in ein Glas gießen, Eiswürfel hinzufügen (falls gewünscht) und sofort servieren.

Heiße Schokolade ohne Milchprodukte:

Zutaten:

2 Tassen pflanzliche Milch (z.B. Hafermilch, Mandelmilch)

2 Esslöffel ungesüßtes Kakaopulver

2 Esslöffel Zucker oder Süßungsmittel nach Wahl

Eine Prise Salz

Vegane Schokoladenstückchen (optional)

Veganer Schlagsahne (optional)

Kakao oder Zimt zum Bestreuen (optional)

Anleitung:

Die pflanzliche Milch in einem Topf erhitzen, bis sie heiß ist, aber nicht kocht.

Kakaopulver, Zucker und eine Prise Salz hinzufügen. Gut umrühren, bis sich alles aufgelöst hat und die Schokolade eine glatte Konsistenz hat.

Bei Bedarf vegane Schokoladenstückchen hinzufügen und weiter rühren, bis sie geschmolzen sind.

Die heiße Schokolade in Tassen gießen, mit veganer Schlagsahne und einer Prise Kakao oder Zimt garnieren (falls gewünscht) und sofort genießen.

Wassermelonenlimonade:

Zutaten:

4 Tassen frisches Wassermelonenfleisch, gewürfelt und entkernt

Saft von 2-3 Limetten

2-3 Esslöffel Zucker oder Süßungsmittel nach Wahl (optional)

Eiswürfel

Frische Minzblätter zum Garnieren (optional)

Anleitung:

Die gewürfelte Wassermelone in einen Mixer geben und pürieren, bis sie glatt ist.

Den Saft von 2-3 Limetten und Zucker (falls verwendet) hinzufügen und erneut mixen.

Den Wassermelonensaft durch ein Sieb in eine Karaffe gießen, um etwaige Fruchtrückstände zu entfernen.

Eiswürfel hinzufügen und gut umrühren.

Mit frischen Minzblättern garnieren (falls gewünscht) und sofort servieren.

Erfrischender Eistee:

Zutaten:

4 Beutel schwarzer Tee (oder Tee Ihrer Wahl)

4 Tassen kochendes Wasser

1/4 Tasse Zucker oder Süßungsmittel nach Wahl

Saft von 2 Zitronen

Eiswürfel

Zitronenscheiben und Minzblätter zum Garnieren (optional)

Anleitung:

Die Teebeutel in kochendem Wasser ziehen lassen und 5-7 Minuten ziehen lassen.

Den Zucker hinzufügen und umrühren, bis er sich aufgelöst hat.

Den Tee abkühlen lassen und den Saft von 2 Zitronen hinzufügen.

Eiswürfel hinzufügen und gut umrühren.

Mit Zitronenscheiben und Minzblättern garnieren (falls gewünscht) und sofort servieren.

Diese erfrischenden Getränke sind perfekt für VEGANER in Los Angeles oder überall, um sich abzukühlen und den Durst zu stillen. Genießen Sie die köstlichen Geschmacksrichtungen von frischen Fruchtsäften, veganen Smoothies, heißer Schokolade ohne Milchprodukte, Wassermelonenlimonade und erfrischendem Eistee

Vegane Grundrezepte

Vegane Grundrezepte sind die essentiellen Bausteine einer pflanzlichen Ernährung, die frei von tierischen Produkten wie Fleisch, Milch, Eiern und Honig ist. Diese Rezepte dienen als Grundlage für eine gesunde und nachhaltige Lebensweise, die sowohl die Gesundheit als auch die Umwelt fördert.

Was sind vegane Grundrezepte?

Vegane Grundrezepte umfassen eine Vielzahl von pflanzlichen Zutaten, die als Hauptbestandteil von Mahlzeiten dienen. Diese Rezepte basieren auf Gemüse, Obst, Hülsenfrüchten, Getreide, Nüsse und Samen. Sie sind vielseitig einsetzbar und können als Grundlage für Suppen, Eintöpfe, Salate, Pasta-Gerichte, Smoothies, Brot und vieles mehr dienen.

Einige Beispiele für vegane Grundrezepte sind:

Veganer Gemüseeintopf: Eine Mischung aus verschiedenem Gemüse wie Karotten, Kartoffeln, Sellerie und Zwiebeln, die in Gemüsebrühe gekocht werden und oft mit Gewürzen und Kräutern verfeinert werden.

Hummus: Ein cremiger Aufstrich oder Dip, der aus pürierten Kichererbsen, Tahini, Zitronensaft, Knoblauch und Olivenöl hergestellt wird.

Quinoa-Salat: Ein Salat, der auf Quinoa basiert und mit Gemüse, Kräutern und einem Dressing aus Olivenöl und Zitronensaft zubereitet wird.

Vegane Tomatensauce: Eine herzhafte Sauce, die aus Tomaten, Zwiebeln, Knoblauch, Gewürzen und Kräutern besteht und als Basis für Nudelgerichte dient.

Veganer Bananen-Smoothie: Ein erfrischender Smoothie, der aus Bananen, pflanzlicher Milch (z.B. Mandelmilch), Spinat, Chiasamen und einer Prise Zimt besteht.

Die gesundheitlichen Vorteile von veganen Grundrezepten:

Herzgesundheit: Vegane Grundrezepte sind in der Regel fettarm und cholesterinfrei, was das Risiko von Herzkrankheiten reduzieren kann. Die Verwendung von gesunden Fetten aus Nüssen und Samen trägt zur Förderung der Herzgesundheit bei.

Gewichtskontrolle: Eine pflanzliche Ernährung, die auf veganen Grundrezepten basiert, kann dazu beitragen, ein gesundes Gewicht zu halten oder Gewicht zu verlieren. Sie sind in der Regel kalorienärmer und ballaststoffreicher, was ein Sättigungsgefühl fördert.

Ballaststoffe: Vegane Grundrezepte sind oft reich an Ballaststoffen, die die Verdauung fördern und das Risiko von Darmkrebs reduzieren können. Ballaststoffe helfen auch dabei, den Blutzuckerspiegel stabil zu halten.

Antioxidantien: Viele pflanzliche Zutaten in veganen Grundrezepten sind reich an Antioxidantien, die die Zellen vor Schäden durch freie Radikale schützen und das Immunsystem stärken.

Reduziertes Krebsrisiko: Eine pflanzliche Ernährung, die auf veganen Grundrezepten basiert, kann das Risiko verschiedener Krebsarten, einschließlich Darm- und Brustkrebs, verringern.

Umweltfreundlich: Veganismus reduziert die Umweltauswirkungen der Lebensmittelproduktion erheblich. Die Produktion von pflanzlichen Lebensmitteln erfordert weniger Ressourcen wie Wasser und Land und produziert weniger Treibhausgase im Vergleich zur Tierhaltung.

Tierfreundlich: Veganismus fördert das Wohlergehen der Tiere, da er darauf abzielt, die Nutzung von Tierprodukten zu reduzieren oder zu beenden.

Es ist wichtig zu beachten, dass eine ausgewogene vegane Ernährung eine sorgfältige Planung erfordert, um sicherzustellen, dass alle Nährstoffe ausreichend abgedeckt sind, insbesondere Vitamin B12, Vitamin D, Eisen, Kalzium und Omega-3-Fettsäuren. Es wird empfohlen, sich mit einem Ernährungsexperten oder Arzt zu beraten, um sicherzustellen, dass die Bedürfnisse aller Altersgruppen erfüllt werden.

Insgesamt bieten vegane Grundrezepte eine gesunde, nachhaltige und ethisch verantwortliche Ernährungsoption, die sowohl für die persönliche Gesundheit als auch für die Umwelt von Vorteil ist. Sie bilden die Basis für köstliche Mahlzeiten, die Genuss und Wohlbefinden fördern.

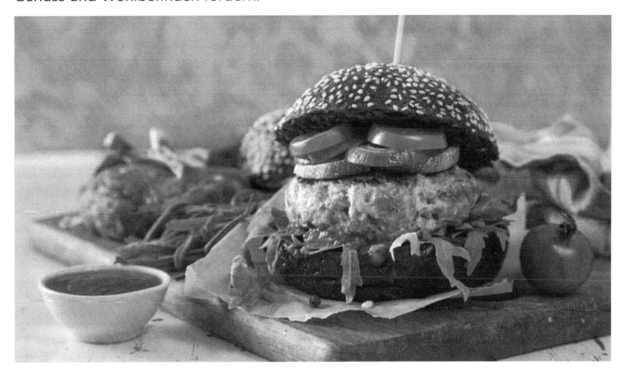

Vegane Milchalternativen: Mandelmilch

Mandelmilch ist eine köstliche und vielseitige pflanzliche Milchalternative, die sich leicht zu Hause herstellen lässt.

Zutaten:

1 Tasse Mandeln (roh und ungesalzen)

4 Tassen Wasser

Süßungsmittel nach Wahl (z.B. Ahornsirup, Datteln, Vanilleextrakt) - optional

Anleitung:

Die Mandeln über Nacht in Wasser einweichen.

Die eingeweichten Mandeln abspülen und in einem Mixer mit 4 Tassen Wasser mischen.

Je nach Geschmack Süßungsmittel hinzufügen.

Die Mischung gut mixen und dann durch ein feines Sieb oder ein Nut Milk Bag abseihen, um die Mandelrückstände zu entfernen.

Die Mandelmilch in Flaschen abfüllen und im Kühlschrank aufbewahren. Vor Gebrauch gut schütteln.

Selbstgemachtes veganes Nutella:

Veganes Nutella ist eine gesündere Version des beliebten Schokoladenaufstrichs.

Zutaten:

1 Tasse Haselnüsse

2 Esslöffel Kakaopulver

1/4 Tasse Ahornsirup oder Agavensirup

1 Teelöffel Vanilleextrakt

Eine Prise Salz

1/4 Tasse pflanzliche Milch (z.B. Mandelmilch)

Anleitung:

Die Haselnüsse in einer Pfanne ohne Öl rösten, bis sie leicht gebräunt sind. Abkühlen lassen und die Haut abreiben.

Die gerösteten Haselnüsse in einen Mixer geben und zu einem cremigen Nussmus verarbeiten.

Kakaopulver, Ahornsirup, Vanilleextrakt, Salz und pflanzliche Milch hinzufügen und weiter mixen, bis alles gut vermischt und glatt ist.

Das vegane Nutella in ein Glas geben und im Kühlschrank aufbewahren.

Veganer Käseersatz: Cashewkäse

Cashewkäse ist eine cremige und vielseitige Alternative zu tierischem Käse.

Zutaten:

1 Tasse Cashewnüsse (roh und ungesalzen)

1/4 Tasse Hefeflocken

Saft von 1 Zitrone

1 Knoblauchzehe (optional)

Salz und Pfeffer nach Geschmack

Wasser (zum Verdünnen)

Anleitung:

Die Cashewnüsse über Nacht in Wasser einweichen oder 30 Minuten in heißem Wasser einweichen.

Die eingeweichten Cashewnüsse abspülen und in einen Mixer geben.

Hefeflocken, Zitronensaft, Knoblauch (falls verwendet), Salz und Pfeffer hinzufügen.

Nach Bedarf Wasser hinzufügen, um die gewünschte Konsistenz zu erreichen, und alles gut mixen, bis der Cashewkäse cremig ist.

Den Cashewkäse als Brotaufstrich, für Pizza, Pasta oder andere Rezepte verwenden.

Gesundes Vollkornbrot:

Vollkornbrot ist eine gesunde und ballaststoffreiche Brotvariante, die sich leicht zu Hause herstellen lässt.

Zutaten:

2 Tassen Vollkornmehl

1 Tasse Haferflocken, 1 Teelöffel Backpulver

1/2 Tasse Leinsamen (gemahlen), 1 Teelöffel Salz

1 1/2 Tassen warmes Wasser, 1/4 Tasse pflanzliches Öl (z.B. Olivenöl)

2 Esslöffel Ahornsirup oder Agavensirup

Anleitung:

Den Ofen auf 180 Grad Celsius vorheizen und eine Brotform einfetten.

In einer großen Schüssel Vollkornmehl, Haferflocken, gemahlene Leinsamen, Backpulver und Salz vermengen.

In einer separaten Schüssel warmes Wasser, pflanzliches Öl und Ahornsirup verrühren.

Die flüssigen Zutaten zu den trockenen Zutaten geben und gut vermengen, bis ein gleichmäßiger Teig entsteht.

Den Teig in die vorbereitete Brotform geben und glattstreichen.

Das Brot etwa 45-50 Minuten im vorgeheizten Ofen backen, bis es goldbraun und fest ist. Die genaue Backzeit kann je nach Ofen variieren, daher empfiehlt es sich, regelmäßig mit einem Zahnstocher in die Mitte des Brotes zu stechen. Wenn der Zahnstocher sauber herauskommt, ist das Brot fertig.

Das Brot aus dem Ofen nehmen und in der Brotform etwa 10 Minuten abkühlen lassen, bevor es aus der Form genommen wird.

Nach dem vollständigen Abkühlen in Scheiben schneiden und genießen.

Gemüsebrühe ohne tierische Produkte:

Selbstgemachte Gemüsebrühe ist eine gesunde und vielseitige Basis für Suppen und Eintöpfe.

Zutaten:

2 Karotten, grob gewürfelt

2 Selleriestangen, grob gewürfelt

1 Zwiebel, grob gewürfelt

2 Knoblauchzehen, grob gehackt

1 Kartoffel, grob gewürfelt

1 Tomate, grob gewürfelt

1 Lauchstange, grob gewürfelt

1 Bund Petersilie

1 Lorbeerblatt

Salz und Pfeffer nach Geschmack

Wasser

Anleitung:

Das Gemüse gründlich waschen und grob schneiden.

In einem großen Topf etwas pflanzliches Öl erhitzen und das geschnittene Gemüse darin anbraten, bis es leicht gebräunt ist.

Die Petersilie und das Lorbeerblatt hinzufügen.

Mit Wasser bedecken, so dass das Gemüse vollständig unter Wasser steht. Die genaue Menge Wasser hängt von der gewünschten Brühenkonzentration ab, etwa 2-3 Liter Wasser sind jedoch ein guter Ausgangspunkt.

Die Brühe zum Kochen bringen und dann die Hitze reduzieren. Die Brühe etwa 30-45 Minuten köcheln lassen.

Die Gemüsebrühe durch ein feines Sieb oder ein Mulltuch in einen anderen Topf abseihen, um die festen Bestandteile zu entfernen. Drücken Sie das Gemüse aus, um so viel Geschmack wie möglich zu extrahieren.

Die Gemüsebrühe mit Salz und Pfeffer abschmecken.

Die selbstgemachte Gemüsebrühe kann sofort verwendet werden oder in Gläsern oder Behältern eingefroren werden, um sie für spätere Verwendungen aufzubewahren.

Diese selbstgemachten veganen Grundrezepte für Vollkornbrot und Gemüsebrühe sind nicht nur gesund, sondern auch lecker und vielseitig. Sie können als Grundlage für eine Vielzahl von Gerichten dienen und sind eine großartige Möglichkeit, tierische Produkte zu vermeiden und dennoch köstliche Mahlzeiten zuzubereiten.

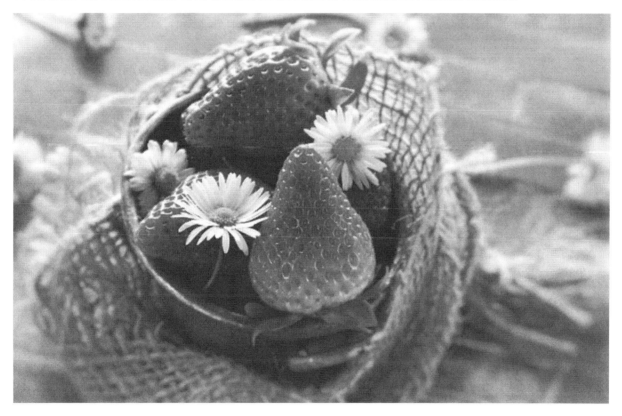

Vegan für Naschkatzen

Vegan für Naschkatzen: Süße Genüsse aus der Schweiz und wie lecker auch vegan geht

Schweizer Schokolade, Käsefondue und Schweizer Rösti sind nur einige der kulinarischen Schätze, für die die Schweiz weltweit bekannt ist. Doch wenn es um süße Genüsse geht, hat die Schweiz noch viel mehr zu bieten. Das Young Hot Kitchen Team hatte das Vergnügen, dieses Land der Naschkatzen zu erkunden und dabei köstliche, vegane Leckereien zu entdecken.

Die Schweiz: Ein Paradies für Süßigkeitenliebhaber

Die Schweiz ist nicht nur für ihre atemberaubende Landschaft und ihre Präzisionsuhrwerke bekannt, sondern auch für ihre erstklassige Schokolade. Schweizer Schokolade gilt als eine der besten der Welt, und es ist leicht zu verstehen, warum. Die Schweizer sind seit über einem Jahrhundert Experten in der Schokoladenherstellung, und ihre Leidenschaft für Qualität und Handwerkskunst zeigt sich in jedem Stück Schokolade.

Während unseres Aufenthalts in der Schweiz konnten wir nicht umhin, einige der berühmtesten Schokoladenmanufakturen des Landes zu besuchen. Dabei haben wir festgestellt, dass viele dieser Manufakturen mittlerweile vegane Schokoladenvarianten anbieten. Die Schweizer Schokoladenhersteller verstehen es, den vollen Geschmack und die zarte Textur von Schokolade ohne Milchprodukte zu bewahren. Unsere Geschmacksnerven wurden von dunklen Schokoladen mit verschiedenen Füllungen und Aromen verwöhnt, von fruchtigen Himbeeren bis hin zu gerösteten Haselnüssen.

Neben Schokolade bietet die Schweiz eine Vielzahl anderer süßer Köstlichkeiten, die sich hervorragend vegan zubereiten lassen. Eines unserer Highlights waren die "Nusstorten" aus dem Engadin, einer Region im südöstlichen Teil der Schweiz. Diese Torte besteht aus einer nussigen Füllung, die in einem knusprigen Teig eingebettet ist. Traditionell wird die Nusstorte mit Butter zubereitet, aber wir haben festgestellt, dass sie genauso köstlich schmeckt, wenn man pflanzliche Margarine verwendet.

Vegan und Lecker: Die Kunst der Schweizer Konditorei

Die Schweizer Konditoreien sind wahre Meister ihres Fachs und bieten eine breite Palette von Backwaren und Desserts, die sich problemlos in vegane Leckereien verwandeln lassen. Ob es sich um luftige Croissants, cremige Torten oder knusprige Kekse handelt, die Schweizer Konditoren verstehen es, süße Versuchungen zu kreieren, die selbst den anspruchsvollsten Gaumen zufriedenstellen.

Ein Beispiel dafür ist die berühmte "Meringue", die Schweizer Variante eines Baiserkuchens. Traditionell werden Eiweiß und Zucker zu einer luftigen Masse geschlagen, die im Ofen getrocknet wird. Das Ergebnis ist ein knuspriges Äußeres und ein weiches, zartes Inneres. Um die Meringue vegan zuzubereiten, verwenden viele Schweizer Konditoreien Aquafaba, das ist das Kochwasser von Kichererbsen, als Eiweißersatz. Das Aquafaba wird mit Zucker zu einer festen Masse geschlagen und im Ofen gebacken, um die charakteristische Textur der Meringue zu erreichen.

Eine weitere schweizerische Süßigkeit, die sich leicht vegan zubereiten lässt, ist die "Zwetschgenknödel". Diese köstlichen Teigtaschen sind normalerweise mit Pflaumen gefüllt und mit Zimt und Zucker bestreut. Anstelle von Butter verwenden wir pflanzliche Margarine, um den Teig zuzubereiten, und süßen die Füllung mit braunem

Zucker. Das Ergebnis ist ein warmes, aromatisches Dessert, das perfekt zu einem Hauch von Vanilleeis passt.

Vegan in der Schweiz: Tipps für Naschkatzen

Für Naschkatzen, die die Schweiz besuchen und vegane Leckereien genießen möchten, gibt es einige Tipps:

Vegane Schokolade: Achten Sie auf Schokoladenmarken wie "Läderach," "Chocolat Frey" und "Toblerone," die vegane Optionen anbieten. Dunkle Schokolade mit hohem Kakaoanteil ist oft von Natur aus vegan.

Vegane Bonbons und Gummibärchen:

Vegane Bonbons und Gummibärchen sind eine köstliche Möglichkeit, Naschkatzen ohne tierische Produkte zu verwöhnen. Hier ist ein einfaches Rezept für vegane Gummibärchen:

Zutaten:

1 Tasse Fruchtsaft (z.B. Orangensaft, Apfelsaft)

1/4 Tasse Agavensirup oder Ahornsirup

1/4 Tasse Pflanzengelee (z.B. Apfelpektin)

2 Esslöffel Zitronensaft

1 Teelöffel Vanilleextrakt

1/2 Tasse Maisstärke (für das Ausstechen)

Puderzucker (zum Bestäuben)

Anleitung:

In einem Topf den Fruchtsaft, Agavensirup, Pflanzengelee, Zitronensaft und Vanilleextrakt verrühren. Die Mischung zum Kochen bringen und unter ständigem Rühren 2-3 Minuten köcheln lassen. Die Mischung in eine mit Backpapier ausgelegte flache Schüssel oder Form gießen und abkühlen lassen, bis sie fest ist (etwa 2-3 Stunden im Kühlschrank). Die abgekühlte Masse auf ein mit Puderzucker bestäubtes Brett stürzen und in gewünschte Formen schneiden oder ausstechen.Die Gummibärchen in Puderzucker wälzen, um das Kleben zu verhindern.

Die veganen Gummibärchen in einem luftdichten Behälter aufbewahren und genießen.

Reis-Knusperriegel ohne Gelatine:

Reis-Knusperriegel sind ein beliebter Snack und können leicht vegan zubereitet werden. Hier ist ein einfaches Rezept:

Zutaten:

3 Tassen Reispuff-Cerealien

1 Tasse vegane Schokoladenstückchen

1/2 Tasse Erdnussbutter oder Mandelbutter

1/4 Tasse Ahornsirup oder Agavensirup

1 Teelöffel Vanilleextrakt

Eine Prise Salz

Anleitung:

Die Reispuff-Cerealien in eine große Schüssel geben.

In einem Topf die vegane Schokolade, Erdnussbutter, Ahornsirup, Vanilleextrakt und eine Prise Salz bei niedriger Hitze schmelzen, bis eine gleichmäßige Mischung entsteht.

Die geschmolzene Mischung über die Reispuff-Cerealien gießen und gut vermengen, bis die Cerealien gleichmäßig mit der Schokoladenmischung bedeckt sind.

Die Mischung in eine mit Backpapier ausgelegte Form oder Pfanne gießen und gleichmäßig verteilen. Mit einem Spatel oder Löffel fest andrücken.

Die Reis-Knusperriegel mindestens 1 Stunde im Kühlschrank fest werden lassen.

Die festen Riegel in die gewünschte Größe schneiden und genießen.

Vegane Schokoladentrüffel:

Vegane Schokoladentrüffel sind ein luxuriöser Genuss. Hier ist ein einfaches Rezept:

Zutaten:

200 g vegane dunkle Schokolade
1/2 Tasse Kokosmilch (aus der Dose)
1 Teelöffel Vanilleextrakt
Eine Prise Salz
Kakaopulver oder gemahlene Nüsse zum Wälzen der Trüffel

Anleitung:

Die dunkle Schokolade fein hacken und in eine hitzebeständige Schüssel geben. In einem kleinen Topf die Kokosmilch erhitzen, bis sie leicht zu brodeln beginnt. Vorsicht: Nicht kochen lassen. Die heiße Kokosmilch über die gehackte Schokolade gießen und 2-3 Minuten stehen lassen, dann vorsichtig rühren, bis eine glatte Schokoladenmischung entsteht. Den Vanilleextrakt und eine Prise Salz hinzufügen und gut vermengen. Die Schokoladenmischung abkühlen lassen und dann für mindestens 2 Stunden oder über Nacht in den Kühlschrank stellen, bis sie fest ist. Mit sauberen Händen kleine Portionen der Schokoladenmasse abnehmen und zu Kugeln formen. Die Schokoladentrüffel in Kakaopulver oder gemahlenen Nüssen wälzen, um sie zu bedecken. In einer luftdichten Box im Kühlschrank aufbewahren und bei Raumtemperatur servieren.

Süßkartoffel-Schokoladenfondue:

Dieses Süßkartoffel-Schokoladenfondue ist eine kreative und köstliche Möglichkeit, Schokoladenfondue vegan zu gestalten. Die Süßkartoffeln verleihen dem Fondue eine seidige Textur und einen leicht süßen Geschmack.

Zutaten:

2 mittelgroße Süßkartoffeln, geschält und gewürfelt

200 g vegane dunkle Schokolade

1/2 Tasse pflanzliche Milch (z.B. Mandelmilch)

2 Esslöffel Ahornsirup oder Agavensirup

1 Teelöffel Vanilleextrakt. Eine Prise Salz

Frisches Obst (z.B. Erdbeeren, Bananen, Äpfel) und Marshmallows zum Eintauchen

Anleitung:

Die gewürfelten Süßkartoffeln in einem Topf mit Wasser kochen, bis sie weich sind (ca. 15-20 Minuten). Abgießen und abkühlen lassen. In einem separaten Topf die vegane dunkle Schokolade bei niedriger Hitze schmelzen. Dabei gelegentlich umrühren. Die gekochten Süßkartoffeln, pflanzliche Milch, Ahornsirup, Vanilleextrakt und eine Prise Salz in einen Mixer geben.

Die geschmolzene Schokolade hinzufügen und alles zu einer glatten, cremigen Mischung pürieren. Die Süßkartoffel-Schokoladenmischung in einen Fonduetopf oder eine hitzebeständige Schüssel geben und über einem Teelicht oder einer Kerze warm halten. Das frische Obst und die Marshmallows in kleine Stücke schneiden und auf Spießen anrichten. Das Süßkartoffel-Schokoladenfondue mit dem Obst und den Marshmallows servieren und eintauchen.

Veganes Eis ohne Eismaschine:

Veganes Eis ohne Eismaschine zu machen ist einfacher, als es vielleicht klingt, und es gibt viele kreative Möglichkeiten, verschiedene Geschmacksrichtungen zu kreieren. Hier ist ein einfaches Grundrezept für veganes Eis:

Zutaten:

2 reife Bananen, geschält und in Scheiben geschnitten, gefroren

1 Tasse gefrorene Beeren (z.B. Erdbeeren, Heidelbeeren)

2 Esslöffel pflanzliche Milch (z.B. Mandelmilch)

2 Esslöffel Ahornsirup oder Agavensirup, 1 Teelöffel Vanilleextrakt

Toppings nach Wahl (z.B. gehackte Nüsse, Schokoladenstückchen, frisches Obst)

Anleitung:

Die gefrorenen Bananenscheiben und gefrorenen Beeren in einen leistungsstarken Mixer geben.

Pflanzliche Milch, Ahornsirup und Vanilleextrakt hinzufügen.

Alles zu einer glatten, cremigen Masse pürieren. Je nach Konsistenz kann es erforderlich sein, zwischendurch zu stoppen und den Mixerinhalt umzurühren.

Das vegane Eis in Schalen oder Gläser füllen und nach Belieben mit Toppings garnieren. Sofort servieren und genießen. Das Eis wird am besten frisch serviert, kann aber auch im Gefrierschrank aufbewahrt werden. Lassen Sie es einige Minuten antauen, bevor Sie es erneut genießen.

Dieses einfache Rezept für veganes Eis ohne Eismaschine ist eine großartige Möglichkeit, sich an heißen Tagen oder zu jeder anderen Gelegenheit mit einer erfrischenden Leckerei zu verwöhnen. Sie können verschiedene Früchte und Aromen verwenden, um Ihr eigenes individuelles veganes Eis zu kreieren.

Danksagungen vom Young HOT Kitchen Team

Mit einem herzlichen Dankeschön möchten wir uns bei jedem von euch bedanken, der unser veganes Kochbuch für Kinder erworben hat. Es ist eine Freude, zu wissen, dass unsere Rezepte und Ideen nun Teil eurer kulinarischen Reise sind. Wir hoffen, dass ihr genauso viel Freude beim Zubereiten und Genießen unserer Gerichte habt, wie wir beim Erstellen dieses Buches hatten.

Unsere Reise geht weiter, und wir werden weiterhin die Welt erkunden, um köstliche vegane Rezepte aus verschiedenen Kulturen und Ländern zu sammeln. Unsere Leidenschaft für veganes Kochen und gesundes Essen treibt uns an, immer neue Inspirationen zu finden und mit euch zu teilen. Wir freuen uns darauf, euch in unseren zukünftigen Büchern und Projekten zu begegnen.

Wir möchten uns auch bei unseren Familien, Freunden und Unterstützern bedanken, die uns auf dieser kulinarischen Reise begleitet haben. Eure Unterstützung und euer Glaube an unsere Vision haben uns motiviert und inspiriert.

Zum Schluss möchten wir euch ermutigen, eure eigenen kulinarischen Abenteuer zu erleben und kreativ in der Küche zu sein. Vegan zu kochen bedeutet nicht nur, gesund zu essen, sondern auch die Vielfalt und Freude der pflanzlichen Küche zu entdecken. Lasst uns gemeinsam die Welt des veganen Kochens erkunden und unsere Teller mit köstlichen, nachhaltigen Gerichten füllen.

Nochmals vielen Dank für eure Unterstützung und euer Vertrauen. Wir freuen uns darauf, euch auf unserer kulinarischen Reise rund um die Welt zu begleiten!

Mit herzlichen Grüßen und guten Appetit,

Das Young Hot Kitchen Team

Rezepte

Rezept:

Datum:

Zutaten:

Zubereitung:

Rezepte

Rezept:

Datum:

Zutaten:

Zubereitung:

Rezepte

Rezept:

Datum:

Zutaten:

Zubereitung:

Rezepte

Rezept:

Datum:

Zutaten:

Zubereitung:

Rezepte

Rezept:

Datum:

Zutaten:

Zubereitung:

Rezepte

Rezept:

Datum:

Zutaten:

Zubereitung:

Impressum

© 2023 Name der Autor: Hellene von Waldraben und Young Hot Kitchen Team

Herausgeberin: Hellene von Waldraben Young Hot Kitchen Team

Umschlaggestaltung: Hellene von Waldraben und Young Hot Kitchen Team

Druck und Vertrieb im Auftrag: Hellene von Waldraben und Team

Fotos und Bildnachweise - Mitwirkende: (Inhaltslizenzvereinbarung Canva) via Canva.com (Fotos sind Models via Canva)

Copyright © [2024] by [Hellene von Waldgraben] (Pseudonym)

Haftung für Links: Trotz sorgfältiger inhaltlicher Kontrolle übernehmen wir keine Haftung für die Inhalte externer Links. Für den Inhalt der verlinkten Seiten sind ausschließlich deren Betreiber verantwortlich.

Rechtlicher Hinweis
Alle Rechte vorbehalten. Kein Teil dieses Buches darf ohne schriftliche Genehmigung des Herausgebers oder des Autors unter dem Pseudonym reproduziert oder in irgendeiner Form durch Fotokopie, Mikrofilm oder andere Mittel elektronischer oder mechanischer Art vervielfältigt oder verbreitet werden.
Es wird ausdrücklich darauf hingewiesen, dass alle Inhalte dieses Buches sorgfältig erstellt wurden und keine Verletzung von Urheberrechten Dritter vorliegt. Sollten dennoch unbeabsichtigt Rechte Dritter verletzt worden sein, bitten wir um umgehende Benachrichtigung.
Dieses Buch wurde unter Berücksichtigung der rechtlichen Anforderungen für Inhalte erstellt, die für Kinder geeignet sind.

Haftungsausschluss:
Die Informationen und Ratschläge in diesem Buch dienen ausschließlich zu Informationszwecken und stellen keine rechtliche, medizinische, finanzielle oder berufliche Beratung dar. Der Autor und die Verlage übernehmen keine Verantwortung für mögliche Konsequenzen, die sich aus der Anwendung der in diesem Buch enthaltenen Informationen ergeben könnten. Die Leserinnen und Leser sind selbst dafür verantwortlich, professionellen Rat einzuholen, wenn sie spezifische Fragen oder Bedenken haben, die ihre persönliche Situation betreffen.
Die in diesem Buch enthaltenen Meinungen, Ansichten und Empfehlungen sind die des Autors bzw. der Autorin und der Mitwirkenden und spiegeln nicht unbedingt die Meinung oder Position der Verlage wider. Jegliche Verweise auf externe Quellen, Websites oder Organisationen dienen nur der Information und stellen keine Billigung oder Garantie für die Genauigkeit der Informationen dar.
Der Autor und die Verlage übernehmen keine Gewähr für die Aktualität, Richtigkeit oder Vollständigkeit der in diesem Buch enthaltenen Informationen. Die Leserinnen und Leser sollten ihre eigenen Nachforschungen anstellen und sich über die relevanten Themen informieren, bevor sie Entscheidungen treffen oder Handlungen vornehmen, die auf den Informationen in diesem Buch basieren.
Die Nutzung der in diesem Buch vorgestellten Techniken, Strategien und Ratschläge erfolgt auf eigenes Risiko. Weder der Autor noch die Verlage sind haftbar für Schäden oder Verluste, die durch die Anwendung der in diesem Buch präsentierten Inhalte entstehen könnten.
Bitte beachten Sie, dass die Informationen in diesem Buch zum Zeitpunkt der Veröffentlichung aktuell und korrekt waren. Da sich jedoch Fakten, Gesetze und Bestimmungen ändern können, empfehlen wir den Leserinnen und Lesern, aktuelle Informationen und Beratung einzuholen, bevor sie auf Basis der in diesem Buch enthaltenen Inhalte handeln. Die Nutzung dieses Buches impliziert die Annahme dieser Haftungsausschlusserklärung.

Haftungsausschluss für Bilder:
Die in diesem Buch verwendeten Bilder wurden am 20. Februar 2024 von der Plattform Pixabay kostenlos zur Verfügung gestellt und Unterlagen zum Zeitpunkt der Verwendung keinerlei Urheberrechtsbeschränkungen. Trotz sorgfältiger Auswahl und Überprüfung der Bilder kann der Herausgeber oder der Autor nicht für etwaige Verletzungen von Urheberrechten oder anderen Rechten Dritter haftbar gemacht werden. Sollten dennoch unbeabsichtigte Rechtsverletzungen vorliegen, bitten wir um sofortige Benachrichtigung, um entsprechende Maßnahmen zur Entfernung oder Lizenzierung der betroffenen Bilder zu ergreifen.

Bitte beachten Sie, dass die Verwendung von Bildern von Pixabay gemäß den Nutzungsbedingungen dieser Plattform erfolgte und dass der Nutzer selbst dafür verantwortlich ist, sicherzustellen, dass die Verwendung der Bilder den geltenden rechtlichen Bestimmungen entspricht.
Wir übernehmen keine Haftung für Schäden oder Verluste, die sich aus der Verwendung der in diesem Buch enthaltenen Bilder ergeben könnten.
Bitte beachten Sie, dass dieser Haftungsausschluss den rechtlichen Anforderungen entspricht und als bindend für die Verwendung der Bilder in diesem Buch gilt.

Allgemeine Hinweise KI
Dieses Buch wurde mit Hilfe einer Künstlichen Intelligenz (KI) verfasst. Obwohl die KI ihr Bestes getan hat, um genaue und relevante Informationen bereitzustellen, übernehmen wir keine Garantie für die Vollständigkeit, Richtigkeit oder Aktualität der Inhalte. Die in diesem Buch enthaltenen Informationen dienen ausschließlich zu Bildungszwecken und ersetzen nicht die Beratung durch einen Fachmann oder Experten auf dem jeweiligen Gebiet.
Wir übernehmen keine Haftung für Schäden oder Verluste, die durch die Anwendung der in diesem Buch enthaltenen Informationen entstehen. Es obliegt dem Leser, die bereitgestellten Informationen kritisch zu hinterfragen, zu überprüfen und gegebenenfalls professionellen Rat einzuholen, bevor Handlungen auf Basis dieser Informationen vorgenommen werden.
Die Meinungen und Ansichten, die in diesem Buch zum Ausdruck gebracht werden, sind die der KI und nicht unbedingt die des Verlags oder der Autoren. Wir distanzieren uns ausdrücklich von jeglicher Verantwortung für mögliche Konsequenzen, die aus der Anwendung der in diesem Buch enthaltenen Informationen resultieren können.
Wir danken Ihnen für Ihr Interesse an diesem Buch und hoffen, dass es Ihnen bei Ihren Gartenprojekten hilfreich ist.

AnschriftenService z.Hellene von Waldgraben Kleinhausgasse 11A 9020 Klagenfurt

Die Informationen in diesem Buch dienen ausschließlich zu Informationszwecken und sollen keine medizinische Beratung ersetzen. Die Autorin und die an der Erstellung dieses Buches beteiligten Experten übernehmen keine Haftung für Schäden oder Verluste, die sich aus der Anwendung der in diesem Buch enthaltenen Informationen ergeben. Die Leser werden dringend dazu aufgefordert, qualifizierte medizinische Fachkräfte zu konsultieren, um individuelle Diagnosen, Behandlungspläne und medizinische Ratschläge zu erhalten. Die Nutzung der in diesem Buch enthaltenen Informationen erfolgt auf eigenes Risiko.
Die Autorin und die Herausgeber haben alle Anstrengungen unternommen, um sicherzustellen, dass die in diesem Buch enthaltenen Informationen zum Zeitpunkt der Veröffentlichung genau und aktuell sind. Dennoch können Fehler oder Ungenauigkeiten nicht ausgeschlossen werden. Die Autorin und die Herausgeber übernehmen keine Gewähr für die Vollständigkeit, Richtigkeit oder Aktualität der bereitgestellten Informationen.
Die in diesem Buch enthaltenen Meinungen und Empfehlungen spiegeln die Ansichten der jeweiligen Autoren wider und stellen nicht unbedingt die Ansichten der Autorin oder der Herausgeber dar. Jegliche Meinungsäußerungen oder Interpretationen beruhen auf den individuellen Erfahrungen und Einschätzungen der Autoren.
Die Autorin und die Herausgeber übernehmen keine Verantwortung für externe Websites oder Ressourcen, die in diesem Buch erwähnt oder verlinkt werden. Die Nutzung solcher externen Ressourcen erfolgt auf eigenes Risiko, und die Autorin und die Herausgeber übernehmen keine Verantwortung für deren Inhalt, Genauigkeit oder Verfügbarkeit.
Die Autorin und die Herausgeber behalten sich das Recht vor, den Inhalt dieses Buches jederzeit und ohne vorherige Ankündigung zu aktualisieren, zu ändern oder zu korrigieren. Es liegt in der Verantwortung der Leser, sicherzustellen, dass sie Zugang zu den aktuellsten Informationen haben.
Durch den Kauf, die Nutzung oder das Lesen dieses Buches erklären sich die Leser mit diesem Haftungsausschluss einverstanden.

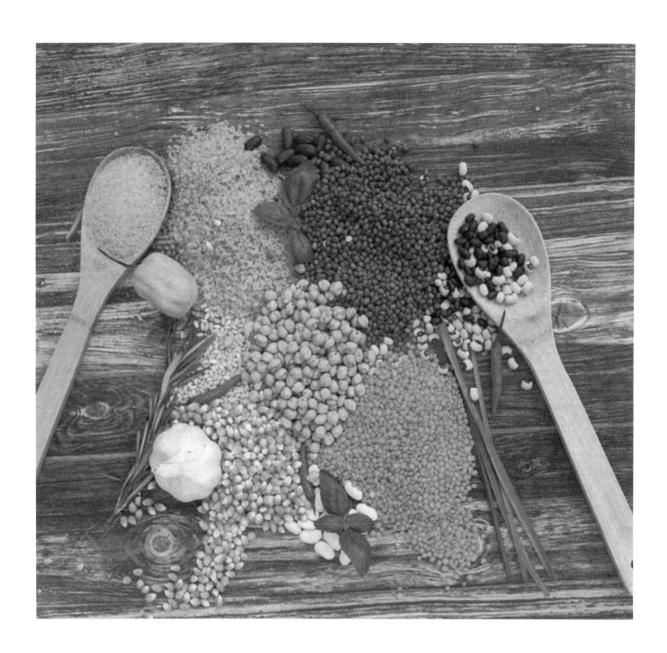

Printed in Poland
by Amazon Fulfillment
Poland Sp. z o.o., Wrocław